DE LA

SUTURE DES TENDONS

PAR

Félix-ROCHAS,

Docteur en médecine de la Faculté de Paris.

PARIS

V. ADRIEN DELAHAYE ET Cⁱᵉ, LIBRAIRES-ÉDITEURS

PLACE DE L'ÉCOLE-DE-MÉDECINE.

1877

DE LA

SUTURE DES TENDONS

DE LA

SUTURE DES TENDONS

PAR

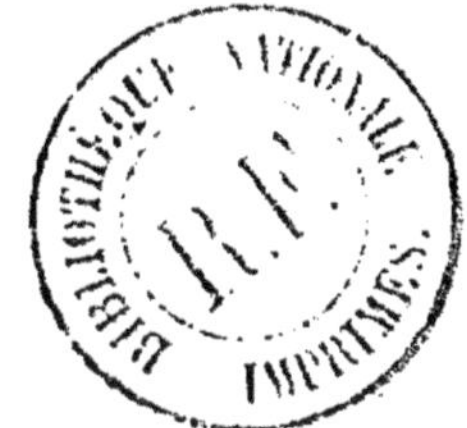

Félix ROCHAS,

Docteur en médecine de la Faculté de Paris.

PARIS

V. ADRIEN DELAHAYE ET Cᵉ, LIBRAIRES-ÉDITEURS

PLACE DE L'ÉCOLE-DE-MÉDECINE.

1877

DE LA

SUTURE DES TENDONS

INTRODUCTION.

Depuis quelques années à peine, les chirurgiens semblent vouloir revenir à une opération généralement abandonnée, et sur laquelle d'ailleurs les préjugés n'ont jamais cessé de régner, nous voulons parler de la suture des tendons. Aujourd'hui qu'on connaît des faits assez nombreux de ténorrhaphie suivie de succès, quelques praticiens, plaçant l'observation clinique au-dessus des opinions préconçues, ont adopté ce mode de traitement des sections et des ruptures tendineuses. Malheureusement le nombre des partisans de la ténorrhaphie est si restreint, qu'on ne saurait trop appeler l'attention sur toutes les observations nouvelles qui viennent plaider en faveur d'une pratique aussi simple qu'utile.

Ayant la bonne fortune de posséder quelques faits inédits de suture tendineuse, nous avons eu l'idée de reprendre l'étude de cette question. Les recherches que nous avons entreprises à ce sujet nous ont montré que les anciens chirurgiens faisaient à ce point de pathologie une part beaucoup plus large qu'on ne serait tout d'abord porté à le croire. C'est ce qui nous a amené à faire un historique consciencieux des différents travaux qui ont été publiés depuis Avicenne sur la question qui nous occupe. Nous pensons que cette étude rétrospective ne fera pas double emploi avec les quelques aperçus qui se trouvent contenus dans quelques monographies modernes, car nous espérons avoir comblé les lacunes, voire même avoir relevé certains anachronismes impardonnables qui se remarquent dans ces ouvrages.

Au lieu de nous borner à commenter les quelques observations inédites que nous apportons, nous avons été conduit, par la lecture des anciens, à développer la question de la ténorrhaphie sous toutes ses faces. On ne trouvera donc pas déplacé le chapitre que nous avons consacré à l'étude des différentes doctrines histologiques qui ont été émises sur le mode de cicatrisation des tendons, non plus que l'exposition complète des procédés opératoires. Et à ce sujet, nous ferons remarquer qu'un certain nombre de ces derniers, donnés comme nouveaux par des chirurgiens de notre époque, ne sont que la reproduction fidèle de ce qui se pratiquait couramment il y a quelques siècles.

Nous avons enfin essayé de faire ressortir de toutes les considérations que nous avons exposées, des règles précises sur les indications de la ténorrhaphie ; heureux si nous sommes parvenu à apporter un peu de lumière, là où nous n'avons trouvé qu'incertitude, comme on peut s'en convaincre par la lecture de la plupart des travaux modernes.

Si nous avons abordé une tâche peut-être un peu difficile, c'est que nous avons été soutenu par quelques chirurgiens, dont la bienveillance et les conseils ne nous ont jamais fait défaut.

Nous prions notre maître et ami M. Daniel Mollière, chirurgien en chef désigné de l'Hôtel-Dieu de Lyon, d'accepter ici l'hommage de toute notre reconnaissance. C'est lui qui nous a inspiré ce travail, c'est lui qui a mis à notre disposition les quelques observations inédites qu'il possédait, et dont l'importance n'échappera à personne. Notre reconnaissance est également acquise à M. le professeur Léon Le Fort, pour l'empressement qu'il a mis à compléter à notre intention un fait publié par lui il y a quelque temps, alors que le résultat définitif n'en était pas encore connu ; à M. Notta (de Lisieux), membre correspondant de la Société de chirurgie ; à M. Benjamin Anger, professeur agrégé à la Faculté de médecine et chirurgien des hôpitaux.

CHAPITRE 1

HISTORIQUE.

L'opération des sutures en général, soit dans le traitement des plaies, soit dans les tentatives d'autoplasties pratiquées depuis Vianco, a eu à traverser des phases bien diverses de vogue et d'oubli. Tantôt employée jusqu'à l'abus, tantôt combattue avec la dernière violence, elle a compté parmi ses adversaires un grand nombre d'hommes éminents, depuis Paracelse qui proclamait « que la nature a horreur de ces barbares qui cousent les plaies », jusqu'à Louis et Pibrac qui s'élevèrent avec tant de vigueur contre l'usage des sutures.

Aujourd'hui, on a fait justice et des abus de cette opération, et des attaques injustes dont elle a été l'objet; et avec la chirurgie réparatrice, elle a pris pied définitivement dans la science.

Moins heureux ont été les efforts des chirurgiens qui ont tenté de faire accepter l'emploi de la suture dans les cas de section des tendons. De nos jours même la ténorrhaphie est encore repoussée par le plus grand nombre des praticiens. Et cependant, quoique assez rares, les observations de suture tendineuse rapportées par les auteurs, n'en concluent pas moins d'une manière évidente en faveur de l'innocuité de cette pratique.

Dès le Xe siècle jusqu'à nos jours, nous voyons se succéder un certain nombre de chirurgiens qui ne craignirent pas, à l'encontre de toutes les idées fausses qui, sur cette matière, avaient force de loi en médecine, de soutenir de tout leur pouvoir l'usage de la ténorrhaphie. Si le plus souvent ils ne virent pas leurs conseils favorablement accueillis, ils n'en perfectionnèrent pas moins cette opération, et encore aujourd'hui, on n'émet pas sur ce sujet beaucoup de considérations qui n'aient pas été, sinon traitées, du moins entrevues déjà plus ou moins anciennement.

C'est chez les Arabes qu'on trouve les premiers écrit où ce mode de traitement des sections des tendons soit recommandé.

Avicenne avança que « toutes les fois qu'un nerf se rompt en large, il est nécessaire de le coudre. » Et dans sa pensée, la dénomination de nerfs s'appliquait aussi bien aux tendons qu'aux nerfs eux-mêmes. Cette confusion devait durer encore longtemps, dans la plupart des ouvrages, bien que Galien eût exposé l'anatomie différentielle des nerfs, des tendons et des ligaments, et que ses idées fussent discutées notamment au XVIIe siècle, comme nous le verrons plus loin.

Le précepte, donné par Avicenne, resta lettre morte jusqu'au XIIIe siècle, où parurent les écrits des chirurgiens arabistes d'Italie, Roger de Parme, Roland, Lanfranchi, de Milan, Guillaume de Salicet, etc. La ténorrhaphie trouva en eux de nouveaux défenseurs, et dans son traité de chirurgie, dont l'importance fut si grande à cette époque, Guillaume de Salicet conseilla en ces termes la *cousture des nerfz* : « Et si les nerfz ont été tranchez à travers en tout ou en partie, il ne men desplait pas, adoncques les boutz des nerfz trenchez soient ramenez et cousuz quinsi comme la peau ou la chair..... car quant nature trouvera ces parties des nerfz ainsi conjoinctes par le médecin plus légèrement et mieulx elle continuera les parties des nerfz trenchez et si engendrera ung meilleur lien, que si les parties n'estaient ramenées et cousues, et se fera le membre et la cicatrice plus belle....

... « Et si aucun voulait que la douleur faite au nerf, à cause de la poincture de l'aiguylle pourrait estre cause de spasme, il n'est pas vray. » Telle était la pratique de cette brillante école italienne qui devait présider à la renaissance de la chirurgie française. Aussi voyons-nous Guy de Chauliac employer toute l'autorité de son nom à défendre la doctrine si bien exposée un siècle auparavant par le médecin de Vérone, « cet homme habile, » comme il l'appelait, et essayer de lutter contre les préjugés qui régnaient sur les plaies des nerfs et des tendons, et sur la

---

(1) La cirurgie de maistre de Salicet. Edit. de 1505 sans pagin. 2e traité, chap. IX.

manière de les guérir. A peine put-il convaincre quelques esprits.

Plus tard, Ambroise Paré lui-même, ayant eu l'occasion d'employer la suture tendineuse, ou de citer des exemples de cette opération dus à d'autres praticiens de son temps, Ambroise Paré regarda ces faits comme merveilleux, mais se laissant guider avant tout par l'observation, il finit par se déclarer ferme partisan de ce mode de traitement, si l'on en juge par le passage suivant de son livre des monstres et prodiges : « Estienne Tessier, maistre barbier, chirurgien, demeurant à Orléans, homme de bien et expérimenté en son art, m'a récité que depuis peu de temps avait pansé et médicamenté Charles Vérignel, sergent, demeurant à Orléans, d'une plaie qu'il avait reçue au jarret, partie dextre, avec incision totale des deux tendons qui fléchissent le jarret; et pour l'habiller, lui fit fléchir la jambe, en sorte qu'il cousit les deux tendons bout à bout l'un de l'autre, et la traita et situa si bien, que la plaie fut consolidée, sans estre demeuré boiteux; chose digne d'estre bien notée au jeune chirurgien, afin que, lorsqu'il lui viendra entre ses mains telle chose, il en fasse le semblable. » (1).

A la même époque, un chirurgien d'Italie, André della Croce, conseillait aussi en termes formels l'emploi de la ténorrhaphie, et se montrait même beaucoup plus hardi qu'Ambroise Paré. Il ne se contentait pas de parler de la suture tendineuse d'une manière incidente, mais il lui consacrait plusieurs pages de son traité de chirurgie, où il en citait quelques exemples.

Malgré ces observations qui eussent dû paraître concluantes, malgré les écrits d'un chirurgien bien connu de

(1) Ambroise Paré, édition Malgaigne, t. III, p. 42.

Bâle, Wurtz, qui florissait également au XVIe siècle, et qui s'était rallié aux partisans de la ténorrhaphie (1), les auteurs n'en continuèrent pas moins à paraphraser les préceptes de Galien. Ce dernier n'avait-il pas dit dans son Ars parva : « La piqûre du nerf et du tendon est chose propre à exciter convulsion. »

Aussi tous, sans chercher à le contrôler par l'expérience, se contentaient de développer l'aphorisme du médecin de l'antiquité. Jacques Guillemeau écrivait en 1598 : « Quand les nerfs et les tendons sont recousus, à raison des piqueures de l'esguille, la douleur, fluxion, inflammation et convulsion s'en suivent, et souvent la mort, pour la sympathie du principe et origine, qui est le cerveau. » (*Œuvres complètes de chirurgie*, Paris, 1598). Et en 1649, Jean Falcon lui-même, le commentateur de Guy de Chauliac, devait répéter encore dans les mêmes termes «... ce qui arrive (la convulsion) tant à cause du grand sentiment de ces parties (les tendons) que parce que la lésion est communiquée au cerveau. » (Jean Falcon. — Remarques sur la chirurgie de Guidon; Lyon, 1649, p. 810).

Singulière époque, où l'on ne pratiquait la chirurgie que d'après des idées préconçues, où la médecine était obligée de se plier sous le joug des préjugés anciens qui restaient toujours debout, malgré les efforts de quelques esprits d'élite, où enfin les doctrines de Galien étaient encore regardées comme le dernier terme de la science ! Et cependant, dans les idées du Maître, il eût été facile de découvrir un point faible, et de tirer de Galien lui-même des arguments contre cette idée généralement acceptée que suturer un nerf et un tendon, c'était exposer les malades aux accidents les plus terribles, à cause de la sensibilité

____

(1) Wurtzius. De vulnerum curat. liv. IV, p. 163.

exquise dont ces parties étaient douées. Le tendon n'était-il pas considéré par Galien comme un mélange de filaments nerveux et de fibres ligamenteuses, avec prédominance de ces dernières? (1). Or si l'élément nerf était le siége de la plus vive sensibilité, la portion ligamenteuse était absolument insensible, et c'était celle-ci qui constituait le tendon en grande partie. Aussi quelle contradiction n'existait pas entre ces données anatomiques, et tout le cortége d'accidents terribles qui étaient annoncés par la plupart des chirurgiens comme devant compliquer nécessairement la piqûre des tendons!

Un des premiers, Veslingius, eut l'honneur de faire cette remarque, et dans une épître datant de 1634, il discuta cette question de la sensibilité tendineuse sur laquelle s'appuyaient les adversaires de la ténorrhaphie. Il montra par des faits que, s'ils sont pourvus d'une certaine sensibilité pendant le jeune âge, « les tendons s'épaississent avec le temps, deviennent insensibles, et vont jusqu'à s'ossifier d'une manière complète, ainsi qu'il en avait vu un exemple chez un vieillard octogénaire. »

D'ailleurs Veslingius ne se contenta pas d'apporter des raisonnements, il présenta des faits. Dans cette même épître, il cita deux observations de ténorrhaphie pratiquée dans un cas sur le tendon d'Achille, et dans l'autre sur le ligament rotulien. L'issue avait été des plus heureuses, et les mouvements n'avaient ensuite conservé absolument aucune gêne.

En même temps que Veslingius, et comme lui, Séverin employa tous ses efforts pour continuer l'œuvre de Guy de Chauliac. S'appuyant sur les travaux déjà connus de Pac-

(1) Cette opinion a été partagée et très-bien exposée par Du Laurent (liv. IV, anat. c. 13), par Piccolomini (liv. I, sect. 7), et surtout par Bauhin (liv. I, Théat. anatom., c. 7).

cius, de Ruland, de Gabriel Ferrara, pour plaider la cause de la ténorrhaphie, il apporta aussi ses observations personnelles, dont le résultat lui permettait de donner ce précepte sous forme de conclusion : « que si chez les enfants la réunion des tendons par la suture réussit toujours et bien plus facilement que chez les adultes, les chances de guérison parfaite chez ces derniers sont cependant si nombreuses (tant sont grandes les ressources de la nature!) qu'il faut toujours tenter cette opération; que d'ailleurs le praticien ne doit pas être arrêté par la peur de voir se développer de l'inflammation et de la douleur, car ce sont là des craintes exagérées (1). »

A peu près à la même époque, Moinichen, dans ses observations médico-chirurgicales (n° XXIV, Hafniœ, 1665, in-8°), relate quelques cas de ténorrhaphie suivis de succès.

Pendant que quelques chirurgiens obtenaient d'aussi beaux résultats, les expérimentateurs se montraient aussi heureux en pratiquant la suture sur des animaux.

Lanzweerde, dans son appendice à l'armamantarium chirurg. de Scultet, relate une expérience de ce genre qu'il eut l'occasion de faire. Il coupa sur un chien le tendon d'Achille d'une patte de derrière, et le recousit au moyen d'un fil et d'une aiguille ordinaire. Au bout de très-peu de temps, la patte fut guérie, et l'animal reprit ses mouvements sans éprouver aucune gêne, et sans que sa marche parût en rien modifiée.

Nuck, cité par Van der Wiell (2), sectionna sur une patte antérieure d'un chien, le fléchisseur externe du carpe. Les deux bouts du tendon furent réunis par une

(1) Veslingius. Observationes anatomicæ et posthumæ. Epistola XV, 1740, p. 89.

(2) Van der Wiell. Observat. rares de médecine et de chirurgie. Bibl. de Planque, 1789, t. II, p. 429.

suture, et quelques jours après, la guérison complète était
obtenue.

On alla plus loin dans la voie expérimentale, et, voulant
déterminer le degré de sensibilité des tendons, Meekren (1)
en coupa quelques-uns, à plusieurs reprises, et d'une manière incomplète. Il en tortura les fibres au moyen de divers instruments, et dans aucun cas, il n'observa de la
douleur. Cette expérience était faite près d'un siècle avant
celles de Haller.

Pour rentrer dans le domaine clinique, nous trouvons
dans Van der Wiell (*loc. cit.*), la relation de trois cas de
suture tendineuse pratiquée en 1677 par Job Baster, chirurgien en Zélande.

La principale observation est celle d'un jeune paysan
d'Oosterlandt, qui s'était coupé le tendon du long supinateur, près de son attache au radius. Baster en réunit les
deux bouts à l'aide d'un simple fil de soie, et maintint la
plaie extérieure fermée au moyen de bandages appropriés.
La guérison fut complète quatorze jours après.

A pareille époque, un chirurgien du nom de Gauthier,
au rapport de Wepfer, eut recours à la même pratique et
avec le même succès dans deux cas de section de tendons
fléchisseurs du carpe, et dans un cas où un extenseur du
pied avait été divisé.

La ténorrhaphie fut encore employée quelquefois avec le
même bonheur par Bœvaert et Maynaert, si nous en
croyons Meekren (*loc. cit.*).

Comme on le voit, les exemples de réunion de tendons
par la suture n'étaient pas rares, aussi quelques auteurs
se crurent-ils en droit d'affirmer hautement la nécessité de
recourir à ce moyen, et essayèrent-ils d'établir d'une ma-

____

(1) Meekren. Observ. méd. chirurg. Observ. LXII, p. 388. Amsterdam, 1682.

nière définitive les règles de cette opération. La Vauguion, chercha à atteindre ce but dans son traité complet des opérations de chirurgie (1698), où il se montra l'ardent défenseur de ce mode de traitement. Non-seulement il voulait qu'on fit la suture, alors que la plaie était récente, mais encore, se conformant en cela aux préceptes très-bien formulés par Verduc (1), il la pratiquait dans les cas de division ancienne de tendons. A cet effet, il conseillait de rouvrir la plaie extérieure cicatrisée et de couper les extrémités des tendons devenues calleuses. Il allait plus loin, et toutes les fois que la section n'était qu'incomplète, il recommandait par dessus tout, de diviser les fibres tendineuses qui avaient été respectées. « Sans quoy, ajoutait-il, il ne manquerait pas d'arriver des douleurs aiguës, des convulsions, des défaillances, des vomissements, des fièvres, des diarrhées, des assoupissements, et quelquefois la gangrène.... » Comme si parmi les partisans comme parmi les adversaires de cette méthode, les idées des chirurgiens à cette époque, dussent être nécessairement frappées d'exagération.

Lanzweerde, en ce qui touche la section incomplète des nerfs et des tendons, avait déjà fait (*loc. cit.*) la même observation, mais en termes bien moins affirmatifs.

Malgré l'éloge outré qu'il lui consacre, La Vauguion paraît n'avoir pas pratiqué lui-même la suture tendineuse. Il ne fait que citer des observations connues, parmi lesquelles quelques-unes d'Ettmuller.

On eût pu croire, dans cette seconde moitié du XVIIe siècle, que la ténorrhaphie dût être désormais acceptée sans contesté, à voir le nombre de ses partisans. Dionis qui avait été témoin des opérations de suture exécutées par Biénaise

---

(1) Verduc. Pathologie chirurgicale, 1693.

s'y rallia; mais craignant les dangers de l'inflammation, il voulait qu'on ne réunît les tendons qu'au bout d'une vingtaine de jours seulement. Biénaise, malgré ses succès, subissait cependant l'influence des anciennes idées sur la sensibilité des tissus; aussi chercha-t-il à concilier l'emploi des sutures avec le vieux précepte qui défendait de porter l'aiguille sur un tendon. Il employa, dans un cas, un procédé opératoire qui fut adopté par un assez grand nombre de chirurgiens de cette époque. Ayant à traiter un jeune homme de 24 ans, qui s'était fait une blessure à la main, comme un certain nombre de tendons avaient été sectionnés, il en rechercha les extrémités rétractées au moyen d'une incision à la peau. Puis il mit les bouts divisés de chaque tendon en contact l'un avec l'autre, et pour maintenir cette juxtaposition, il employa un fil qu'il attacha, à la manière d'une ligature, sur le segment supérieur du cordon tendineux, un peu au-dessus du point de section, et en même temps sur le segment inférieur, un peu au-dessous de la plaie. Il pouvait donc ainsi, tout en évitant les inconvénients des points de suture, qu'il craignait tant, en recueillir tous les avantages. Ce malade guérit parfaitement. Cette observation fut discutée en 1699 par G. Kisner, dans sa thèse inaugurale, *De læsione tendinum* (*Lugduni Batavorum* 1699, ch. 29 et 30); malgré l'appui que la méthode de Biénaise avait trouvé chez un grand nombre de praticiens, il lui préféra encore l'usage de la suture telle qu'elle se faisait auparavant.

Une statistique de douze cas au moins fut apportée cette même année 1699, par Purmann, et jeta sur la question un nouveau jour. L'auteur de la chirurgie curieuse qui avait eu, pendant les guerres du Brandebourg, l'occasion de voir ces nombreux cas de ténorrhaphie, n'hésita pas dans

son livre, à proclamer les résultats que cette opération
avait donnés, et qui lui permirent de réfuter les objections
qu'on ne pouvait manquer de lui faire : « Je crois, dit-il
en substance (p. 540), qu'on s'étonnera généralement du
précepte que je donne de suturer les tendons divisés, et
l'on dira, sans doute, que c'est là une opération des plus
douloureuses et des plus difficiles... Mais, j'affirme sur
l'honneur, que dans les cas nombreux qu'il m'a été donné
de voir..., la guérison au moyen de la suture n'a jamais
fait défaut; que la cicatrisation des deux bouts réunis a
toujours été aussi parfaite que possible...»

Nous devons encore citer, comme appartenant à cette
même période du XVIIe siècle, G. Cowper, Stalpart Van
der Weill (*loc. cit.*) et surtout Wepffer, qui, dans son « Historia cicutæ aquaticæ, » voulut aussi discuter la question si
controversée de l'emploi des sutures. Il apporta le résultat
de quelques expériences entreprises sur des chiens par des
chirurgiens *travailleurs (studiosi)*, qui avaient voulu se
rendre compte de ce qui devait se passer en pareille occurrence sur les animaux. Leurs expériences avaient été pratiquées sur des tendons d'Achille de la même manière que celles dont nous avons parlé plus haut. Nous n'y insistons pas,
qu'il nous suffise de dire qu'elles avaient réussi complètement, et que les mouvements avaient au bout de
quelques jours repris leur allure habituelle, sans qu'aucune gêne fût remarquée ensuite sur les membres opérés.

Dans le XVIIIe siècle, les auteurs se montrèrent bien
moins disposés à défendre la ténorrhaphie, qui tomba dans
le discrédit, dont un moment elle avait failli triompher.
Aussi ne trouve-t-on que quelques rares observations de
suture employée par quelques praticiens, et qui sont relatées dans un bien petit nombre d'ouvrages. C'est à peine
si Garengeot, tout en rapportant quelques cas de succès

Rochas.   2 dus à Coste, à Arnaud et à quelques autres, ose soutenir cette méthode de traitement. Cependant il en décrit le manuel opératoire. Mais, craignant les accidents de tout genre, et de la plus haute gravité, il recommande une prudence exagérée. A l'exemple de Petit, ilexcluait complètement l'usage des pinces pour aller à la recherche du bout supérieur du tendon, et, de peur de le dénuder, il voulait qu'on comprît la peau dans la même suture. (*Traité des opérations de chirurgie.* Paris, 1720, t. II, ch. 43, p. 220 et seq. c. 44).

D'autres chirurgiens se montrèrent plus hardis. C'est ainsi que Chirac lui-même, qui cependant bannissait absolument l'emploi des fils destinés à amener une réunion par première intention, dans le traitement des plaies en général, se déclara partisan de la ténorrhaphie. (*Observation de chirurgie sur la nature et le traitement des plaies.* Paris, 1742, in-12, p. 123.) En Angleterre, Sharp n'hésita pas à employer les sutures dans les sections complètes de tendons, réservant la position seule pour les cas où ceux-ci étaient divisés incomplètement, (*A treatise of the operat. of surgery.* London, 1739, ch. II, p. 5.). Gooch, quoique plus timide, ne se montra pas toujours hostile à cette pratique. (*Cases and pratical remarks in surgery*, vol 2, p. 435.)

Tous ces faits restaient isolés, les exemples donnés par quelques chirurgiens tombaient dans l'oubli. On n'y prêtait nulle attention. On revenait, au contraire, aux anciennes idées sur la sensibilité des tendons, et on remettait en honneur, plus que jamais, ce précepte de ne porter dans aucun cas, l'aiguille sur ces organes. Tous ces préjugés étaient destinés à être renversés par les célèbres expériences de Haller sur l'irritabilité et la sensibilité dans les divers tissus. L'illustre physiologiste montra d'une façon

péremptoire que les tendons étaient insensibles, et Bordenave; arrivant aux mêmes conclusions, dans d'autres expériences, fit voir que les accidents inflammatoires qui sur-
venaient dans les plaies au niveau desquelles on avait suturé les tendons, étaient dûs à l'étranglement que ces cordons fibreux exerçaient sur les parties molles ambiantes,
quand elles s'enflammaient. (Bordenave, mémoire inséré
dans le *Mercure de France*, 1757.)

Ainsi tout ce qu'on avait cru, tout ce qu'on avait écrit
sur cette sensibilité des tendons, tout ce cortége de complications terribles qu'une simple piqûre devait nécessairement amener, toute cette pathologie créée de toutes pièces
sur un principe faux par l'imagination des auteurs, tout cela
était absolument chimérique. Les expériences de Haller
ne devaient laisser aucun doute à cet égard. Et cependant,
les résultats apportés par le physiologiste ne furent pas ac-
ceptés sans difficulté. On tomba même dans des exagéra-
tions dont les conséquences eussent été des plus funestes
dans la pratique. C'est ainsi que Gaulthier, dans ses Eléments de chirurgie, se couvrant de l'autorité de van Swie-
ten, annonça tous les désordres qui devaient accompagner
la section des tendons, et alla jusqu'à prévoir les cas où
l'amputation serait nécessaire, à la suite de cette lésion si
simple au premier moment, et qui pouvait devenir la
source des plus graves complications. (Eléments de chirurgie pratique, faisant partie des œuvres de Ferrein, t. I,
p. 239. Paris, 1771.)

Quelques observations de ténorrhaphie se produisirent cependant et accusèrent toujours des résultats favorables. Un
des cas les plus curieux fut celui de Missa rapporté dans la
Gazette salutaire de 1770, n° 21.

La plupart des chirurgiens n'en restèrent pas moins hos-
tiles à ce mode de traitement, et la pratique généralement

adoptée consista uniquement dans l'emploi des bandages
(et suivant les cas, de celui que Jean-Louis Petit avait
imaginé contre les ruptures du tendon d'Achille), et dans
la position à donner au membre pour faciliter le rapprochement des bouts tendineux divisés, ou au moins éviter
leur trop grand écartement. Les travaux de Louis et de
Pibrac qui eurent un si grand retentissement et les fa-
meuses discussions engagées à l'Académie de chirurgie par
ces praticiens sur l'abus des sutures, ne devaient pas peu
contribuer à entretenir l'idée qu'on se faisait généralement
des dangers, ou tout au moins de l'inutilité de la ténorrhaphie. Ayant à traiter un soldat dont le tendon du doigt
indicateur droit avait été coupé par un coup de sabre,
Marc-Antoine Petit se décida à essayer la suture et obtint
un très-beau succès au bout de peu de jours. Mais plus
tard, quand il fut consulté par un certain M. de Pisancon qui « était perclus du même doigt indicateur à
la suite d'une ancienne blessure », il refusa de l'opérer.
Comme le malade lui demandait instamment une interven
tion chirurgicale, Petit finit par céder : « Le dos de la
main, raconte-t-il, fut fendu, j'y cherchai les deux
bouts du tendon séparés par un intervalle de près de
deux pouces. Ils étaient arrondis, tuberculeux. Je les
coupai pour en faire une plaie saignante. J'employai une
aiguille, un fil, une situation convenables, et la guérison
radicale au 25° jour fut une occasion de triomphe pour
M. de Pisancon, pour l'art et pour son disciple. » (*Médecine
du cœur*, Lyon 1806, p. 320). Ce succès inespéré décida
d'autres chirurgiens à tenter la pratique de Petit, et dès
lors la ténorrhaphie vit augmenter le nombre de ses partisans.

Au commencement de notre siècle, Monteggia, en Italie,
la conseilla dans ses *Instituzioni Chirurgische* (Milan 1814,

vol. III, p. 146), et en France, dans son *Traité de médecine opératoire* (1816), Dutertre apporta une observation longue et détaillée d'un cas de suture, pratiquée par lui-même et suivie de guérison. Cette observation de Dutertre fit grand bruit à son apparition et plus tard. Encore aujourd'hui, elle est consignée dans la plupart des ouvrages de chirurgie.

Voici en quelques mots en quoi consista cette opération : les tendons n'étaient pas sectionnés, mais la division intéressait la partie charnue de l'extenseur commun des doigts, de l'extenseur propre du petit doigt et du cubital postérieur. Les fibres musculaires étaient séparées transversalement par un intervalle de 3 centimètres. La peau et les muscles furent rapprochés au moyen de quelques points de suture, mais d'une manière incomplète. Un intervalle de près de deux centimètres fut laissé entre les lèvres de la plaie. Et enfin un bandage, que l'auteur décrit longuement, l'ayant imaginé pour cette circonstance, fut placé pour maintenir les doigts et le poignet dans un état de renversement aussi complet que possible. La guérison fut obtenue.

Bien que ce fait eût eu un grand retentissement, Boyer fit remarquer que ce n'était pas la suture qui avait agi, mais bien l'appareil, et partant, la position seule du membre. Plus tard en 1853, Sédillot, à l'Académie des sciences, démontra que cette observation ne devait pas compter parmi les faits de ténorrhaphie ; que seule la suture musculaire avait été pratiquée, et non celle des tendons qui n'avaient pas été atteints, que d'ailleurs les fils employés dans cette circonstance n'avaient servi qu'a soutenir et non à affronter les lèvres de la solution de continuité.

Sans nier l'importance que le cas rapporté par Dutertre peut avoir en lui-même, nous croyons devoir, dans ce travail, rejeter l'interprétation qu'on en donne dans les livres, de peur, en nous en occupant davantage, de sortir de notre sujet.

En 1834, de nouveaux faits vinrent se joindre à ceux déjà connus.

Dans une thèse inspirée par Gensoul, Acher (1), un des élèves de ce chirurgien, apporta le résultat de deux opérations de suture tendineuse qui avaient été pratiquées : l'une par son maître sur un menuisier qui s'était coupé un tendon extenseur de la main gauche ; l'autre par lui-même sur un militaire qui avait reçu un coup de sabre sur le dos de la main droite, et avait eu le tendon du doigt médius complètement divisé à 4 lignes de l'articulation métacarpophalangienne. Le bout supérieur était fortement rétracté. Un espace de trois pouces au moins séparait les deux segments tendineux. Acher eut recours à la suture, et, au bout de 22 jours, le malade put sortir de l'hôpital parfaitement guéri et ayant recouvré le libre usage de son doigt. Acher accompagna son travail de quelques expériences entreprises par lui sur des lapins, mais qui malheureusement ne sont pas toutes très-concluantes, ayant été faites dans de mauvaises conditions.

Après Gensoul, nous trouvons parmi les partisans de la ténorrhaphie Blandin ; Sanson qui eut l'occasion de voir les résultats éloignés de cette opération sur un militaire qui avait repris l'usage de tous ses mouvements, après avoir vu suturer un des tendons fléchisseurs de la main, et qui consacra dans son article *Plaies* du *Dict. de méd. et de chirurg. pratiques* (t. XIII) quelques bonnes considérations sur cette question.

La ténorrhaphie, malgré les nouveaux succès qu'elle

(1) Acher. Thèse de 1834.

comptait, fut encore attaquée par Rognetta, et en 1837 par Moudière.

Ce dernier publia dans les *Archives générales de médecine* (t. XIV, 2e série, p. 55) un mémoire très-intéressant, où, tout en soutenant qu'il valait mieux, dans le cas où un tendon est divisé, se contenter de mettre le membre dans une bonne position, il tint compte aussi des résultats obtenus par l'emploi de la suture, et dans ces conclusions nous trouvons le passage suivant : « La suture tendineuse n'est ni inutile, ni dangereuse. Elle n'est point inutile, puisque nous avons vu qu'il est des cas, rares il est vai, où il faut de toute nécessité, y avoir recours. Elle n'est point dangereuse, puisque, à notre connaissance, pas un seul accident n'est survenu à la suite de son emploi... » Cet aveu dans la bouche d'un adversaire de la suture est très-important à recueillir.

En Angleterre, le professeur Syme pratiqua une fois la ténorrhaphie sur un tendon anciennement divisé. Il a laissé sur cette opération des détails des plus curieux, sur lesquels nous aurons l'occasion de revenir dans le courant de notre travail.

En 1839, trois nouvelles observations furent publiées dans le *Journal des connaissances médico-chirurgicales*, dont deux étaient dues à Valentin et la troisième au Dr Robert (p. 107, 1839). La suture avait été employée soit sur des tendons extenseurs des doigts, soit sur les radiaux, et les résultats obtenus étaient des plus satisfaisants.

En 1845, Bertherand, dans l'*Encyclographie médicale*, apporta le résultat de nouvelles expériences entreprises par lui sur des animaux, en même temps que des observations concluantes recueillies chez l'homme.

En 1853, Roux fit une opération analogue à celle de Marc-Antoine Petit, sur un pianiste qui s'était coupé anciennement le tendon extenseur du doigt médius. Quelque temps après, le malade put reprendre l'exercice de sa profession et se servir de son doigt avec autant de facilité que si aucun accident n'y fût jamais arrivé.

Sédillot rapporta également, devant l'Académie des sciences (1853), un fait très remarquable de suture d'un tendon anciennement divisé. Le sujet de cette observation était un militaire qui, ayant repris l'usage de ses mouvements, put échapper ainsi à un congé de réforme.

En 1854, Chassaignac présenta à la Société de chirurgie une jeune fille qu'il avait guérie, dans un cas de section ancienne d'un tendon, par un procédé très-ingénieux que nous aurons l'occasion de décrire plus loin.

Tous ces faits venaient encore légitimer l'éloge que les auteurs du Compendium avaient fait de la ténorrhaphie.

Puis parurent les travaux remarquables de Jobert (de Lamballe) (De la réunion en chirurgie 1864) et de Demarquay (De la régénération dans les divers tissus 1874). Ces deux chirurgiens s'occupent longuement de la question, non-seulement au point de vue pratique, mais encore au point de vue théorique pur, recherchant, par des expériences nombreuses, quel est le mode de cicatrisation des tendons, discutant avec leur talent bien connu toutes les idées émises à ce sujet. Jobert, dans ses conclusions, réserve l'emploi de la suture aux tendons vasculaires et pourvus d'une enveloppe cellulaire. Demarquay fait à la ténorrhaphie une part plus large, et conseille, comme une saine pratique, de la tenter toutes les fois que l'on pourra.

Dans leurs thèses inaugurales, MM. les Drs Bordier, Barbaste, et plus récemment Rouanet apportèrent des observations concluantes et pleines d'autorité, ayant été fournies pour la plupart par des chirurgiens tels que le Pr Broca,

MM. Tillaux, Polaillon, et firent en outre connaître d'autres faits dus à des praticiens très-distingués : Delore, de Lyon, Fano, etc. Il ne nous appartient pas de juger la valeur de ces thèses. Nous nous contenterons de signaler l'importance et la signification des faits qui y sont consignés.

Nous devons ajouter encore à la série des travaux que nous venons de citer, les traités classiques de pathologie, Follin, Nélaton, Jamain et Terrier.

Comme on le voit, la défaveur qui régnait sur la suture des tendons devait être fortement battue en brèche par les progrès de l'observation clinique. Depuis les mémoires entrepris sur ce sujet entre 1830 et 1840, on étudia plus minutieusement ce qui devait se passer au niveau des plaies où la suture avait été pratiquée. On essaya de décrire le processus de cicatrisation. Puis les histologistes vinrent mettre plus de précision dans ces recherches, grâce à leurs moyens plus parfaits d'investigation. Nous nous sommes cru autorisé à passer ici sous silence l'examen des tentatives faites dans ces cinquante dernières années pour déterminer le mode de régénération des bouts de tendons plus ou moins anciennement divisés. Nous nous réservons d'en parler plus loin dans un chapitre spécial. Nous nous sommes également contenté d'esquisser à grands traits l'histoire de la ténorrhaphie depuis Acher, bien que cette période soit la plus importante et la plus riche en observations. C'est la valeur même de ces observations qui nous engage à n'en parler en détail que dans le cours de notre dissertation.

Dans cette étude rétrospective, nous avons uniquement voulu montrer que, quoique de tout temps la ténorrhaphie ait compté et compte encore de nos jours de nombreux adversaires, les faits qui prouvent en faveur de son innocuité ne sont pas rares.

Nous ne nous sommes occupé, pour éviter une nomenclature qui eût paru fastidieuse, que des auteurs les plus importants, devant indiquer les autres dans notre bibliographie.

CHAPITRE II.

INDICATIONS ET CONTRE-INDICATIONS DE LA TÉNORRHAPHIE.

Écartement des bouts tendineux. — Qu'un tendon vienne à être divisé, le segment périphérique, entièrement passif par lui-même, reste inerte, n'obéissant plus à aucune force, puisqu'il est séparé du muscle même, sans lequel aucun mouvement n'est possible. Son extrémité se rencontre donc toujours au milieu de la plaie des téguments, ou dans les cas de division ancienne, dans le point où la lésion a eu lieu. Quelquefois le bout tendineux central reste aussi au niveau de la solution de continuité. Dans ce cas, les deux bouts du tendon demeurent à une très-petite distance l'un de l'autre. Mais il peut arriver, et c'est ce qui se produit le plus ordinairement, que le segment supérieur du tendon soit fortement rétracté, entraîné par la contraction musculaire.

Dans ces deux circonstances la ténorrhaphie est indiquée, surtout quand l'écartement des extrémités tendineuses cruentées est considérable. A la rigueur, si les deux bouts sont très-peu éloignés l'un de l'autre, on pourrait abandonner la cicatrisation à elle-même, en se contentant de l'aider par une position favorable, par un bandage approprié, sans placer des points de suture. Dans des conditions semblables, la guérison pourrait parfaitement être obtenue grâce à ces seuls moyens adjuvants. Mais lorsque les deux portions du tendon divisé sont séparées par un intervalle très-étendu, il est inutile, si l'on n'intervient pas, d'espérer le rétablissement des mouvements perdus. Il est donc absolument nécessaire de recourir à la suture, de la tenter par tous les moyens possibles.

Malheureusement, il est des circonstances où les efforts des chirurgiens restent sans résultat, par suite d'une impossibilité absolue de ramener en contact les deux extrémités tendineuses. La ténorrhaphie est par le fait impraticable. Il faut alors songer, soit à la suture par anastomose, soit au procédé de M. Daniel Mollière, de Lyon, (vaginoplastie tendineuse).

Cependant, si l'écartement n'est que peu prononcé, il sera permis encore de recourir à la suture pour relier à distance les deux bouts du tendon. On pourra de cette façon, non pas obtenir la réunion par première intention, mais diriger la cicatrisation, ainsi que nous le montrerons plus tard.

Quant à abandonner à elle-même la réunion des extrémités tendineuses qui ne sont pas écartées, et qui peuvent rester en contact l'une avec l'autre, par la seule action de la position ou du bandage, sous prétexte que le plus ordinairement le processus réparateur s'effectue dans ce cas d'une manière régulière, ce serait une faute. L'application d'un point de suture est tellement inoffensive, qu'on serait impardonnable de négliger ce moyen qui ne fait courir aucun danger, et dont le succès est à peu près toujours certain. Aux chirurgiens qui reculent devant une ténorrhaphie dans les cas de section tendineuse simple, de peur de s'exposer inutilement à des accidents, on peut répondre que ces accidents qu'ils redoutent, peuvent parfaitement se produire aussi dans les cas où la suture n'a pas été appliquée, comme le prouvent les faits de Molinelli et du Dr Hoin (de Dijon), auxquels Bodier fait allusion dans sa thèse.

D'ailleurs il est permis de conclure des expériences de Bertherand, (1) que la cicatrisation est plus parfaite, plus rapide quand la ténorrhaphie a été pratiquée : « Si l'on coupe, dit cet observateur, sur les deux membres abdominaux d'un animal, les tendons des deux muscles correspondants, que l'on réunisse les deux bouts de l'un par la suture, et que l'on abandonne l'autre à lui-même, après avoir un peu écarté ses extrémités saignantes, l'on remarquera, au bout d'un certain temps, que le premier reprend beaucoup plus vite ses fonctions. Le membre auquel il appartient, reste toujours beaucoup plus fort, et doué de mouvements plus énergiques. »

Il n'est que dans les cas de rupture tendineuse, sans lésion des téguments, qu'on pourra négliger d'employer la suture, pour ne pas compliquer les lésions déjà produites d'une plaie cutanée. Mais avant de se décider pour l'emploi exclusif de la position et des bandages, il faut s'assurer que les bouts tendineux n'ont pas de tendance à s'écarter. Dans le cas contraire, il ne faudrait pas hésiter à inciser la peau, et à suturer le tendon.

Section tendineuse incomplète. — Aujourd'hui on ne regarde plus, comme la plupart des anciens, la section incomplète d'un tendon comme un danger qu'il faut à tout prix faire disparaître, en achevant de diviser le cordon fibreux. L'observation montre au contraire que les fibres tendineuses restées saines se comportent à la manière d'une

(1) Bertherand. Encyclographie médic., 1845.

suture naturelle pour empêcher l'écartement de se produire. Il est donc inutile de chercher à suturer les fibres divisées; leur réunion s'effectuera sans ce moyen. Toutefois, s'il s'agissait d'un tendon volumineux, comme le tendon d'Achille incomplètement sectionné, il serait bon de recourir à la réunion par un fil métallique, de cette solution de continuité partielle. Sur les tendons grêles ou d'un volume moyen, on laissera la cicatrisation s'accomplir d'elle-même, en se contentant de la position donnée au membre blessé, pour éviter le tiraillement et la déchirure des portions tendineuses indemnes.

Situation des tendons sectionnés. — Jobert (de Lamballe) voulait qu'on ne pratiquât la ténorrhaphie que sur des tendons environnés d'une gaîne cellulaire, et présentant eux-mêmes un degré de vascularité indispensable à leur réunion. Les observations nombreuses de suture tendineuse qui ont été publiées, ne permettent pas d'adopter la manière de voir de cet éminent chirurgien.

Il est une autre question bien controversée, c'est celle de savoir si l'on peut appliquer des points de suture sur des tendons environnés d'une gaîne synoviale. W. Roser, (1) professeur à l'université de Marbourg, proscrit la ténorrhaphie dans le cas où les gaînes synoviales doivent être intéressées, comme par exemple quand il s'agit des tendons fléchisseurs de la main, « car l'ouverture des gaînes tendineuses sur la face palmaire, surtout en cas de contusion et de déchirure des tissus, expose à l'inflammation, aux adhérences, à l'exfoliation dans cette gaîne, et même aux dangers d'une propagation de l'inflammation à la grande gaîne tendineuse carpienne. »

(1) W. Roser. Éléments de pathologie chirurgicale spéciale et de méd. op. (Trad. par Culman et Singel.) Paris 1870, p. 711.

M. Peter, (1) dans le rapport qu'il lut à la société de médecine de Paris en 1873, sur une observation de ténorrhaphie présentée par M. Polaillon, insiste sur ce point, qui lui paraît capital de ne jamais suturer un tendon dans sa gaîne ostéo-fibreuse, car on risque de voir se développer les accidents les plus graves, par lésion de la synoviale. C'est donc toujours en dehors de cette gaîne que M. Péter conseille de pratiquer la ténorrhaphie. M. Polaillon est d'un avis opposé. Pour ce chirurgien, il faut suturer tout aussi bien les tendons fléchisseurs de la main que les extenseurs, « car les premiers étant entourés d'une gaîne synoviale, ont moins de tendance à se réunir, si leurs bouts ne sont pas maintenus en contact intime. »

L'observation suivante due à M. le professeur Léon Le Fort, montre d'une manière péremptoire qu'il ne faut pas redouter la suture des tendons fléchisseurs de la main. Le malade, qui fait le sujet de cette observation, avait eu tous les tendons de la partie antérieure de l'avant-bras sectionnés en masse (sauf ceux du grand palmaire et du long supinateur) au niveau des plis du poignet. Chacun de ces tendons fut suturé, et si au bout de huit jours il se forma deux abcès, d'ailleurs peu importants, ces phénomènes inflammatoires avaient pour cause une imprudence du malade. La cicatrisation s'acheva du reste sans autre complication.

L'histoire de l'opéré de M. Le Fort est particulièrement intéressante, car elle reproduit un cas analogue à celui que W. Roser regarde comme extrêmement grave, et comme devant être une contre indication absolue de la suture. Le grand nombre d'organes intéressés, l'étendue des lésions, tout se trouvait réuni chez ce malade.

(1) Péter. *in* Gazette des hôpit., 1874, p. 29.
(2) Polaillon. *Ibid.*

Observation I (1). — Plaie du poignet droit, section de l'artère cubitale, et des tendons de la face antérieure du poignet. Suture des tendons.

Le 4 juin 1874, M. le Dr Henocque m'amena à l'hôpital Beaujon, un homme âgé de 30 ans, qui venait d'être blessé accidentellement avec une hachette. M. Henocque n'avait pu arrêter l'hémorrhagie qui avait été considérable qu'en fléchissant fortement l'avant-bras sur le bras. — Après avoir défait le pansement, nous constatons les lésions suivantes : Au niveau des plis du poignet existe une plaie transversale de 5 centimètres de longueur, commençant au bord interne de l'avant-bras et allant profondément jusqu'au carré pronateur. Tous les tendons sont coupés sauf ceux du grand palmaire et du long supinateur. L'artère cubitale coupée donne par ses deux bouts. J'appliquai la bande de caoutchouc, suivant la méthode d'Esmark, pour faciliter la recherche de l'artère et des tendons. — Le bout inférieur de l'artère est trouvé facilement, le bout supérieur rétracté n'est mis à découvert qu'après un léger débridement. Le bout périphérique des tendons se trouve facilement ; quant au bout central il a disparu dans l'intérieur des gaines. Un débridement de 2 centimètres ne les mettant pas à découvert, j'exerce de haut en bas de l'avant-bras une pression assez forte avec la paume de la main comme pour refouler les muscles vers le poignet. — Grâce à ce moyen, je vois apparaître le bout de tous les tendons, et je les maintiens à l'extérieur en faisant comprimer par un aide sur la partie inférieure de l'avant-bras. — Je trouve facilement les bouts correspondants du cubital antérieur, du fléchisseur du petit doigt ; mais il est impossible de pouvoir distinguer exactement, dans tous les autres faisceaux fléchisseurs, les extrémités appartenant au fléchisseur superficiel et au profond, à l'index, au médius, à l'annulaire. — Je rapproche donc et je réunis ceux qui me paraissent d'un volume égal, et qui me semblent appartenir à la même couche. En finissant, il me reste deux bouts périphériques que je réunis à un même bout central.

La suture fut faite de la manière suivante : J'introduis sur le bord d'un tendon et d'arrière en avant, une aiguille entraînant un fil métallique, puis je traverse avec la même aiguille le bord opposé du

(3) En partie publiée dans les bulletins et mémoires de la Société de chir., 1875. Séance du 28 janvier.

tendon, cette fois d'avant en arrière, de manière à avoir une anse à la partie antérieure. Je répète la même manœuvre sur l'autre bout du tendon, mais en passant successivement les deux fils d'arrière en avant, et je les tords après les avoir réunis en avant du tendon. — Pansement ordinaire, avec des compresses imbibées d'eau alcoolisée, camphrée, et enveloppement avec du taffetas gommé.

La guérison marche sans accidents, mais le 11 juin le malade ayant demandé à sortir quelques heures, il présente le 12 juin de la fièvre, et un abcès se forme dans la peau de la main. Je l'ouvre vers le 16 juin et le 2 juillet, une nouvelle poussée inflammatoire est suivie d'un second abcès sur le dos de la main. Peu à peu les accidents se calment. Le 3 août les mouvements de flexion qui avaient disparu sous l'influence de l'immobilité nécessitée par l'inflammation, commencent à reparaitre. On combat la raideur des doigts par des mouvements communiqués. Le 5 septembre, le malade sort de l'hôpital. Les mouvements des doigs sont encore bornés.

Le malade s'est représenté en 1876, à l'hôpital Beaujon, pour y accompagner un entrant. Les doigts ont conservé de la raideur. Cependant le malade peut les fléchir assez pour que le travail lui soit possible. — On constate que les tendons les plus superficiels adhèrent à la cicatrice, qui se plisse dans les mouvements de flexion.

Il est démontré par ces faits que le résultat de la suture, en tant que réunion des bouts de tendons divisés a été complet, car c'est directement, par continuité de tissu, et non par l'intermédiaire de la cicatrice que le mouvement se communique au bout inférieur du tendon. — Cependant il faut reconnaitre que le phlegmon qui a apparu, pendant le traitement, à la suite d'une imprudence du malade, a compromis le résultat, qui n'a été qu'incomplet. Mais la marche de la cicatrisation jusqu'à ce moment, et même le résultat final, quelqu'incomplet qu'il soit, met hors de toute contestation l'utilité de la suture.

Dans un cas de section tendineuse des deux palmaires, du fléchisseur superficiel, du cubital antérieur, avec division simultanée du nerf médian, M. Daniel Mollière (de Lyon) (Voy. l'observ. IX) réunit à deux travers de doigt au-dessus du poignet chaque tendon, au moyen de points de suture. Seul, le palmaire grêle ne fut pas suturé. Eh bien, chose curieuse, et pleine d'enseignement! la cicatrisation de tous les tendons s'obtint sans aucun accident, seule la gaine du palmaire grêle fut le siége d'accidents inflammatoires et de fusées purulentes.

Il ne faudrait pas se hâter de conclure de ce fait que si l'on néglige de pratiquer la ténorrhaphie, on provoque nécessairement des phénomènes phlegmasiques dans les gaines tendineuses. Il est possible que les fusées purulentes qui se produisirent au niveau de la gaine du palmaire grêle, chez le malade de M. Mollière, eussent eu lieu également si la suture de ce tendon avait été faite. Cependant, il est incontestable qu'au moyen de la ténorrhaphie on immobilise mieux les parties; or, immobiliser un organe qui a de la tendance à s'enflammer, n'est-ce pas diminuer les chances de voir se développer la phlegmasie, si toutefois celle-ci n'est pas enrayée complètement?

En résumé, on peut hardiment pratiquer la suture à la face antérieure de l'avant-bras, et d'une manière plus générale sur tous les tendons, qu'ils soient ou non enveloppés d'une gaine synoviale (1).

État des tissus ambiants. — La même cause qui produit la division tendineuse peut produire également des désordres plus ou moins étendus dans les tissus, dans les organes qui environnent les tendons intéressés. C'est ainsi qu'on a observé fréquemment la section des nerfs et des artères.

Les observations ne sont pas rares où l'on peut trouver ces lésions simultanées. Dans un cas pareil, on commence d'abord par lier les vaisseaux; on fait ensuite, suivant les

(1) Voyez en outre à ce sujet les observ. de Sanson (*in* Dict. de méd. et de chirurgie pratiques. Paris, 1835, t. XIII. p, 234. Art. *Plaies*), et de M. Boileau (*in* Gaz. méd., 1839, p. 407), etc.

Rochas.

indications, la suture des cordons nerveux divisés, puis on pratique celle des tendons.

Ainsi que le montre d'ailleurs l'observation qui suit, la lésion des nerfs et des vaisseaux sanguins n'est donc pas une contre-indication à la ténorrhaphie.

Obs. II (due à Bœckel). — Division accidentelle du nerf médian, des tendons fléchisseurs, de l'artère radiale. — Guérison avec retour des fonctions de la main.

Le 4 octobre 1867 on apporta à l'hôpital un enfant de 4 ans et demi pour une plaie située à 1 centimètre et demi au-dessus du poignet. Les deux bouts de l'artère radiale, largement écartés, sont liés. Les tendons du grand palmaire, du long fléchisseur du pouce, les fléchisseurs superficiels et profonds des deuxième, troisième et quatrième doigts, ainsi que le nerf médian sont complètement divisés.

M. Bœckel, fait avec un fil de soie une suture des tendons des fléchisseurs du pouce et des fléchisseurs superficiels des doigts. — Les autres tendons coupés et le nerf médian ne sont pas suturés. Les doigts sont complètement fléchis dans la main et maintenus dans cette position, en outre la main et l'avant-bras sont placés dans la flexion forcée

Le second jour, les sutures des tendons étaient détachées, les fils de l'artère radiale tombèrent le huitième et le dixième jour. La flexion forcée de la main et de l'avant-bras fut maintenue pendant trois semaines.

Le 5 décembre 1867, on constate que la main a repris tous ses mouvements, sauf l'index et le pouce. En effet la troisième phalange de l'index ne se fléchit qu'à un faible degré, et l'extension du pouce n'est pas complète.

L'enfant écrit tout aussi bien qu'avant l'accident. La sensibilité est normale sur toute la face palmaire de la main et des doigts, à l'exception de l'index (1).

(Voyez, en outre, les observations I et IX, qui contiennent aussi des faits de lésions vasculaires et nerveuses).

(1) Bœckel. — Gaz. médicale de Paris, p. 410 (1868). Observ. rapportée par Demarquay.

Outre ces lésions des nerfs et des vaisseaux sanguins, il peut exister plus ou moins de déchirure des téguments, le broiement, l'attrition complète des tissus avoisinant les tendons coupés, le gonflement de la plaie, l'ouverture d'une articulation, etc. Il y a encore indication à faire la suture, malgré la concomitance de la plupart de ces désordres.

Chez un malade de Sédillot, les téguments avaient été coupés, taillés en lambeaux sur une grande étendue. Les tendons se trouvaient à nu, à moitié divisés, et enfin une articulation métacarpo-phalangienne ouverte. L'amputation fut jugée nécessaire par le chirurgien, mais refusée par le malade. La guérison n'en fut pas moins obtenue aussi parfaite que possible et les mouvements articulaires rétablis.

Voici l'histoire de ce fait :

OBSERVATION III (de Sédillot)(1).

Un ouvrier âgé de 39 ans eut la main gauche saisie dans une machine et gravement blessée. Les téguments de la face dorsale avaient été découpés en plusieurs lambeaux sur toute la hauteur du deuxième métacarpien. Les tendons extenseurs de l'index étaient à nu, à moitié divisés transversalement et l'articulation métacarpo-phalangienne était ouverte.

J'hésitai en présence de ces désordres à tenter la conservation du doigt. Je crus que la plaie articulaire et la section de près de la moitié de l'épaisseur transversale des tendons entraîneraient de graves complications et une consolidation par ankylose. Je conseillai au malade l'amputation comme un moyen plus prompt et plus sûr, tout en lui déclarant qu'il n'était pas impossible de tenter la conservation du doigt dont les mouvements resteraient probablement perdus.

Notre blessé ayant préféré ce dernier parti, je dégageai les lam-

(1) Sédillot, in Gaz. médicale, 1858.

beaux cutanés qui s'étaient enroulés sur eux-mêmes. Je les réunis par quelques points de suture au-dessus des tendons, qui se trouvaient complètement coupés. Je prescrivis des irrigations froides continues, avec une infusion aromatique, et le malade guérit parfaitement en assez peu de temps et conserva tous les mouvements du doigt.

Ainsi quand les téguments sont fortement lacérés, il faut tâcher d'en réunir les lambeaux pour recouvrir le tendon, et l'empêcher de rester à nu.

Si une articulation est ouverte, il faut prévenir les accidents inflammatoires par l'immobilité, et, là encore, la suture tendineuse qui est, ainsi que nous l'avons vu, un excellent moyen d'immobilisation, loin d'être contre indiquée, devra être utilisée comme pouvant, dans une certaine mesure, diminuer l'intensité de la phlegmasie articulaire. C'est un moyen auxiliaire dont on doit profiter.

Voici une seconde observation analogue à la précédente, de laquelle il ressort qu'une articulation ouverte dans le voisinage du lieu de réunion d'un tendon suturé et traitée par des tractions élastiques, n'empêche pas le processus cicatriciel du tendon de s'effectuer normalement.

Obs. IV. (D. Mollière, inédite.) — Section de l'extérieur du médius, ouvertur de l'articulation métacarpo-phalangienne ; arthrite suppurée ; ténorrhaphie ; tractions continues. — Guérison.

Le nommé Jean Bouchardy, âgé de 32 ans, exerçant la profession de vannier, fut admis le 31 août 1876 dans le service de M. Daniel Mollière. Cet homme qui semble jouir d'une très-bonne santé, s'était profondément coupé, six jours auparavant, au niveau de l'articulation métacarpo-phalangienne du médius. Depuis ce jour les mouvements d'extension du doigt sont abolis. Il y a un gonflement assez considérable dans la région dorsale, et l'on constate une petite plaie transversale, réunie, mais recouvrant une collection liquide.

2 septembre. — Diagnostiquant une section tendineuse, M. Mol-

lière fait endormir le malade, et applique la bande ischémique d'Esmark.

Les bords de la plaie sont écartés, et l'on retrouve les bouts du
tendon divisé, séparés d'environ 3 centimètres.

L'articulation est ouverte et contient un peu de pus. — On débride
légèrement en haut pour saisir le bout supérieur, et l'on réunit le
tendon divisé avec un point de suture métallique.

Les lèvres de la plaie sont rapprochées à l'aide de deux points de
suture peu serrés, et ne fermant pas la plaie exactement pour empêcher l'écoulement du pus. — On applique un bandage silicaté.

Jusqu'au 4 septembre, pas de douleurs, pas de réaction. Mais ce
jour là, le malade se plaignant de souffrir vivement, on ouvre le
bandage. — Un peu de pus s'écoule de la plaie. Cataplasmes émollients. — Les douleurs cessent. La plaie se cicatrise rapidement.

22 septembre. — Douleurs vives dans l'articulation. Il est facile,
en imprimant des mouvements de latéralité, de sentir que les cartilages ont disparu. — Les surfaces articulaires sont en effet rugueuses
et crépitantes. — On établit alors des tractions élastiques sur le
doigt. Les douleurs cessent immédiatement.

Ces tractions sur lesquelles nous n'insisterons pas, furent conti-
nuées pendant un mois. Au bout de ce temps la cicatrisation était
complète, et l'articulation avait des mouvements. Il était évident que
les cartilages s'étaient régénérés.

Le 1er juin 1877, M. Mollière a revu son malade. Les mouvements
de la jointure sont à peu près aussi étendus qu'à l'état normal. La
flexion n'est cependant pas tout-à-fait complète. Quant au tendon, il
est parfaitement réuni, et ses mouvements sont libres, quoiqu'il y ait
adhérence de la peau au niveau de la cicatrice, mais cette adhérence
est peu étendue, souple, et tend à s'ombiliquer. — Les mouvements
gagnent du reste chaque jour en force et en étendue.

Ce fait, ajoute M. Mollière, démontre non-seulement la
possibilité de suturer, sans les aviver, des tendons
divisés depuis plusieurs jours, mais prouve encore que
l'ouverture d'une articulation voisine n'est pas une contre
indication à la ténorrhaphie, et que l'adhérence des tendons suturés à la peau ne gêne que fort peu leur fonction-
nement.

Quand il existe au niveau de la plaie, du gonflement des tissus, accompagné de symptômes inflammatoires de moyenne intensité, on doit de même pratiquer la suture tendineuse. Dans ce cas encore, elle servira à immobiliser. Pareille conduite à tenir quand les phénomènes inflammatoires, au lieu de se manifester uniquement au niveau de la plaie, s'étendent encore plus ou moins loin sur le trajet du membre, mais toujours avec des caractères de moyenne intensité. Si la phlegmasie était très aiguë, il vaudrait mieux attendre que la première période du gonflement fût passée et suturer ensuite.

En cas d'érysipèle, on devra également attendre sa disparition.

Obs. V. (Jobert, de Lamballe) (1). — **Plaie profonde de la face dorsale de la main, avec division des tissus et des tendons de l'extenseur commun, du médius et de l'annulaire.**

Le nommé J..., âgé de 25 ans, entre à l'Hôtel-Dieu le 26 juin 1857. Cet ouvrier reçut en travaillant un cric sur la main gauche. Il fut fortement blessé, à la face dorsale de la main gauche, sur la région métacarpienne, à peu près en regard des articulations du médius et de l'annulaire avec les métacarpiens correspondants. La plaie intéressait à peu près toute la profondeur de la face dorsale, et les tendons de l'extenseur commun du médius et de l'annulaire étaient sectionnés. Après avoir tenu sa main pendant 20 minutes dans un seau d'eau froide, il vient à l'Hôtel-Dieu le 26 juin 1857.

On constate 1° l'existence d'une plaie ; 2° l'engorgement de la main et de l'avant-bras gauche ; 3° un écoulement sanguinolent ; 4° l'engorgement des ganglions de l'aisselle.

La plaie, dont la profondeur peut être appréciée par les désordres graves signalés plus haut, présentait des lèvres écartées et inégales et éloignées de 12 millimètres, un peu oblique au plan des articulations du médius et de l'annulaire. Elle était par l'une de ses extré-

(1) Jobert. De la réunion en chirurgie.

mités, à la distance de 15 millimètres de l'annulaire, et par l'autre de 35 millimètres du médius, sa longueur était de 4 centimètres.

Les extrémités supérieures des tendons intéressés avaient subi un mouvement de retrait et les inférieures débordaient.

M. Jobert pratiqua la suture entrecoupée des tendons ; un point de suture pour ramener en contact les extrémités de chaque tendon divisé. En tout deux points de suture.

Pour cela l'opérateur place l'avant-bras dans l'extension complète ; et prenant de petites aiguilles en fer de lance, légèrement courbées à la pointe et bien acérées, il passe des fils ordinaires à 4 ou 5 millimètres des tendons inégalement divisés. Il a soin, en perçant les tendons, de ne pas couper en travers les fibres tendineuses. — Dans ce but, il conduit l'axe qui passe par les deux tranchants, parallèlement à la direction des fibres. De plus, chaque anse de fil comprend les deux bouts de l'un des tendons. Après avoir noué les fils, le chirurgien en coupe un de chaque nœud, et ramène l'autre par le rayon le plus court à la surface des téguments. Puis M. Jobert réunit les bords de la plaie au moyen de 3 épingles, qu'il fixe convenablement à l'aide de fils cirés. Le pansement se fait avec de la charpie trempée dans du vin aromatique.

Œdème, saignée et compresses.

Le 30, le trouble fonctionnel diminua ; l'œdème et quelques rougeurs partielles disparurent ; les lèvres de la plaie perdirent leur tuméfaction. La suppuration fut presque nulle, et bientôt les fils qui fixaient les tendons tombaient par une simple traction exercée sur eux.

Le 8 juillet, la cicatrisation de la plaie des téguments était complète, et ce ne fut cependant que le 15 du même mois, qu'il fut permis au malade de fléchir et d'étendre le médius et l'annulaire. Ces mouvements s'exécutèrent sans difficulté. —Jusqu'au 15 juillet, il a eu la main soutenue par la palette. Les pansements ont été rares. Le malade est sorti le 16 juillet de l'hôpital. Le rétablissement des fonctions du doigt était complet. Le médius et l'annulaire s'étendaient selon la volonté du malade. — Une cicatrice linéaire transversale existait à la face dorsale de la main. La cicatrice avait 4 millimètres de largeur et plus de 4 centimètres de longueur. Il n'existait aucune difformité, si ce n'est un léger relief à l'endroit où la suture des tendons avait été faite, et où ils avaient été mis en contact. — Il y a donc eu séparément suture de la peau, et suture des tendons.

Cette observation est très intéressante, car elle montre que la ténorrhaphie peut être suivie de succès, malgré l'état inflammatoire des tissus ambiants, que la phlegmasie n'est point augmentée par le contact des fils, et peut même disparaître assez rapidement.

On trouvera également dans la thèse du Dr Barbaste p. 16) (1) une observation due à MM. Broca et Polaillon, (de laquelle il ressort que, malgré des complications graves survenues plusieurs jours après qu'une ténorrhaphie eût été pratiquée, (complications dont la cause était tout à fait étrangère à la présence des fils dans la plaie), la cicatrisation tendineuse n'en devint pas moins parfaite chez l'opéré du chirurgien de l'hôpital des Cliniques.

État des bouts tendineux. — Les surfaces de section d'un tendon divisé peuvent présenter un aspect tout différent, suivant les causes qui ont produit la solution de continuité, suivant la nature des agents traumatiques qui ont été en jeu. Tantôt les surfaces cruentées du tendon sont nettes et régulières, quand, par exemple, un instrument tranchant a divisé d'un seul coup le cordon tendineux; tantôt elles sont irrégulières, écrasées et comme mâchées, quand c'est un corps contondant qui a agi. Il n'est pas nécessaire de se préoccuper beaucoup de cet état des extrémités tendineuses. Que les surfaces de section soient parfaitement nettes ou non, il faut recourir à la suture.

Si cependant les fibres trop fortement contuses étaient dissociées, s'écartaient à la manière d'un pinceau des bouts du tendon, comme on ne pourrait pas fixer le fil à suture, il serait indiqué d'aviver, d'égaliser les portions ainsi machées du cordon tendineux, en ayant soin de n'enlever

(1) Et dans la Gazette des hôpitaux, 1874.

que le moins de substance possible pour ne pas amener un raccourcissement, qui rendrait la réunion par première intention impraticable.

Si la section datait de quelques jours et qu'au niveau des extrémités tendineuses on constatât des phénomènes d'exfoliation plus ou moins étendue, il faudrait réséquer les portions mortifiées du tendon et appliquer ensuite des points de suture, si toutefois, malgré la perte de substance, la chose était encore possible. Sinon, on pourrait toujours avoir recours soit à la vaginoplastie, soit à la ténorrhaphie par anastomose.

Quand on a affaire à un tendon divisé depuis longtemps, il ne faut pas s'inquiéter beaucoup non plus de l'état des extrémités. Si un simple callus existe au niveau de chaque bout, on peut ne pas le réséquer, la réunion n'en aura pas moins lieu normalement. Il est inutile d'insister davantage sur ce point. Plus loin, nous aurons l'occasion d'y revenir longuement.

Il est également inutile d'insister sur les raisons pour lesquelles la septicémie, l'infection purulente sont une contre indication absolue de la ténorrhaphie.

CHAPITRE III

MANUEL OPÉRATOIRE

1° *Cas de section tendineuse récente.* — A. — La première indication que le chirurgien doive remplir, c'est d'aller à la recherche des extrémités tendineuses cruentées et les ramener en contact l'une avec l'autre.—Le bout inférieur sera trouvé le plus généralement sans aucune difficulté. Il n'en est pas de même du bout supérieur, entraîné par l'action musculaire, surtout si le tendon est situé profondément.

Dans ce cas, à l'aide d'un stylet explorateur introduit dans la gaîne, on cherchera à déterminer le degré de rétraction du bout central. Pour les tendons superficiels, comme par exemple le cubital antérieur, le grand palmaire, on peut par la palpation sentir à travers la peau la position exacte des extrémités tendineuses, et en déterminer facilement le degré d'écartement.

D'ailleurs on peut dire, d'une manière générale, que la situation du bout supérieur dépend de l'attitude du membre (ou autrement dit de l'état de la contraction musculaire), au moment de la section.

Ce commémoratif servira à faire soupçonner le degré de rétraction du segment tendineux central. On se guidera aussi sur ce fait que, pour une même région, l'écartement est en général identique. A l'avant-bras, par exemple, le bout supérieur du tendon remonte d'ordinaire à trois ou quatre centimètres. Mais ce n'est là qu'une simple présomption, et les exceptions à cette règle sont trop nombreuses pour qu'on ait le droit de diagnostiquer la position respective des deux segments tendineux, en négligeant l'exploration directe.

Pour opérer la juxtaposition des deux bouts du tendon, on saisira le supérieur au moyen de pinces allongées, introduites dans la gaîne, et on exercera des tractions plus ou moins fortes, suivant le degré de la résistance musculaire à vaincre.

Si la rétraction était telle, que les pinces ne pussent pas parvenir jusqu'au tendon, on débridera la gaîne en ayant soin de la reconstituer ensuite au moyen d'une suture superficielle ou profonde.

Quelques faits prouvent l'innocuité de cette pratique. On trouvera plus loin l'histoire d'un malade chez qui le Dr Mourgue put faire un débridement sans compromettre le succès de la ténorrhaphie (voy. observ. XX).

Quand la contraction musculaire est telle qu'on ne puisse en triompher par de simples tractions, on devra recourir à d'autres moyens. C'est ainsi qu'à l'aide de l'anesthésie par le chloroforme ou l'éther, on arrivera sûrement à produire un relâchement musculaire complet.

Mais sans employer l'anesthésie qui est inutile dans les cas les plus simples, on peut mettre en usage d'autres moyens qui réussissent fréquemment. Dans un cas de section des tendons extenseur commun et extenseur propre de l'index, Valentin fit la compression de l'avant-bras à l'aide de bandes ordinaires, et put ainsi se rendre maître de la rétraction de l'extenseur commun. Quant à l'extenseur propre, il fut impossible de le saisir. C'est donc un demi succès qui montre que la compression ordinaire est un moyen infidèle, sur lequel il ne faudrait pas trop compter (1).

M. le professeur Léon Le Fort a employé chez son malade un procédé extrèmement ingénieux, qui lui a donné le meilleur résultat. Ayant à ramener au niveau de la plaie les bouts centraux de plusieurs tendons sectionnés, ce chirurgien exerça avec la paume de la main, des pressions sur l'avant-bras de haut en bas, de manière à faire sourdre, à exprimer en quelque sorte les tendons, qui par ce moyen se montrèrent bientôt au niveau de la plaie (voy. observ. I).

---

(1) Valentin. *In* journal des Connaissances médico-chirurgicales, mars 1893.

Une fois les extrémités tendineuses ramenées dans leur position normale, on empêchera que la contraction musculaire ne vienne à se reproduire dans le cours de l'opération en appliquant les bandes ischémiques d'Esmark.

L'appareil d'Esmark aura donc dans ce cas un double avantage, de maintenir paralysés les muscles, et surtout de faciliter le reste de l'opération, en faisant disparaître toutes les chances d'hémorrhagie, et en permettant d'agir sur des tissus exsangues. Chacun sait en quoi consiste cet appareil. S'agit-il, par exemple, d'une plaie de la partie inférieure de l'avant-bras, on entoure de bandes de caoutchouc, fortement serrées, toute la main, en commençant par l'extrémité des doigts, et en remontant jusqu'à la plaie de manière à faire refluer tout le sang; puis on répète la même opération en partant de la plaie jusqu'au coude, ou mieux jusqu'à la partie inférieure du bras. A ce niveau, on place une forte ligature à l'aide d'un gros tube de caoutchouc; et on enlève toutes les bandes, sauf celles qui doivent maintenir et comprimer les muscles. La main et l'avant-bras se trouvent donc complètement privés de sang.

Les chirurgiens sont à peu près unanimes aujourd'hui pour appliquer l'ischémie d'Esmark aux opérations de suture tendineuse. L'observation suivante due à M. Daniel Mollière (de Lyon) apporte un nouveau succès à enregistrer en faveur de cette pratique.

Obs' VI. (Daniel Mollière) (inédite). — Section des deux extenseurs de l'index gauche, datant de deux mois. — Perte absolue des mouvements d'extension.— Suture tendineuse, — Guérison.

Le nommé Henry Ciani, ouvrier suisse, âgé de 24 ans, entra le 19 janvier dernier à l'Hôtel-Dieu de Lyon, dans mon service.

Deux mois auparavant, il avait reçu un coup de couteau immédiatement en arrière de l'articulation métacarpo-phalangienne de l'index gauche. La cicatrisation était complète, mais les mouvements d'extension de l'index étaient abolis. — Ce doigt était étendu et légèrement fléchi sur la main, obéissant, je pense, à l'action des intérosseux.

Le malade étant anesthésié par l'éther, je fis avec une bande de caoutchouc une ischémie aussi absolue que possible. La cicatrice fut alors incisée; les adhérences de la peau avec les parties profondes furent détruites, et je me mis à la recherche des extrémités tendineuses. Je n'eus pas de peine à trouver les deux bouts inférieurs, mais les deux bouts supérieurs s'étaient retirés à environ 4 centim. au-dessus de la plaie. L'un d'eux adhérait à la cicatrice par un tractus fibroïde qui fut enlevé. — Les deux bouts du tendon furent avivés, réunis à l'aide de deux fils métalliques. — Je fis un point de suture à la peau, et plaçant le doigt et la main dans l'extension forcée, j'appliquai un pansement légèrement compressif, et j'immobilisai le tout dans un appareil ouaté.

L'opération a donc été pratiquée complétement à blanc, car je n'ai enlevé la compression qu'après avoir fait le pansement.

Lorsqu'au bout de 10 jours, j'enlevai le pansement, la cicatrisation était presque complète. Un mois plus tard, le malade quitta l'Hôtel-Dieu. — Les fonctions des extenseurs étaient parfaitement rétablies.

Ischémie modifiée par le procédé de D. Mollière. — Malheureusement il peut arriver quelquefois que, grâce à cette anémie complète de la plaie, on ne puisse plus distinguer les différents tissus entre eux, que les nerfs, les tendons et les artères présentant absolument la même coloration, ne puissent plus être différenciés. M. Daniel Mollière éprouva cette difficulté chez le malade qui fait le sujet de l'observation précédente. Aussi apporta-t-il à la méthode d'Esmark une modification très-ingénieuse, qui lui permet tout en profitant des mêmes avantages de l'ischémie, d'éviter l'inconvénient que nous venons de signaler.

Au lieu de placer d'abord les bandes de caoutchouc de la périphérie du membre jusqu'à la plaie, M. Mollière n'en applique qu'au-dessus de la solution de continuité, ou quelquefois au-dessous, mais dans une petite étendue, de manière à ne pas exercer la compression jusqu'à l'extrémité périphérique du membre. On obtient donc de cette façon l'anémie de la plaie, et en même temps on a toujours en réserve, dans les parties où les bandes n'ont pas été appliquées, une petite quantité de sang, que par de légères pressions, on peut faire refluer jusqu'au niveau de la plaie, dans le cas où la recherche des extrémités tendineuses serait rendue laborieuse par la coloration identique que prennent les différents tissus sous l'influence d'une ischémie absolue.

M. Mollière a eu l'occasion d'employer son procédé dans les cas suivants, avec le plus entier succès.

Obs. VII. (Daniel Mollière) (inédite.) — Section du tendon du muscle cubital antérieur au niveau du 1/4 inférieur de l'avant-bras. — Suture tendineuse. — Guérison.

Le nommé Maurice M..., âgé de 18 ans, exerçant la profession de confiseur, entra le 22 août dernier dans mon service à l'Hôtel-Dieu de Lyon.

Il présentait au niveau de la face antérieure de l'avant-bras, et à la région interne, une plaie produite par un instrument tranchant. On aperçoit vers l'extrémité inférieure de la plaie la section d'un tendon.

Le membre fut soumis à l'ischémie, mais seulement à partir du poignet. — Je ne fis pas l'anesthésie. Une petite incision fut faite, et à 3 centimètres je trouvai le bout supérieur du tendon du cubital antérieur qui avait été divisé. Grâce au sang que j'avais conservé dans la main et que je fis refluer vers la plaie par des pressions méthodiques, je pus sans aucune difficulté me rendre compte très-exactement des lésions auxquelles j'avais à porter remède. La suture tendineuse fut pratiquée avec des fils métalliques. Je réunis aussi les téguments et immobilisai dans un appareil ouaté soutenu par une petite attelle de bois, l'avant-bras et la main du malade. Je n'enlevai la bande compressive qu'après le pansement.

Le 3e jour, le malade éprouvait quelques douleurs, j'ouvris l'appareil, et constatai qu'une certaine quantité de sang était accumulée dans la plaie, sous la suture, et avait déterminé un peu de suppuration. Le pus fut évacué. Je maintins les parties dans une immobilité absolue, et au bout d'un mois, la cicatrisation était complète, et la réunion tendineuse parfaite. — Le malade quittait l'hôpital, parfaitement guéri.

Obs. VIII. (Daniel Mollière) (inédite.) — Plaie transversale de la région du poignet, avec ouverture de l'articulation radio-carpienne, et corps étranger dans son intérieur. — Section du long extenseur du pouce. — Suture tendineuse. — Immobilisation. — Guérison.

Le nommé Claude Brogio, Italien d'origine, âgé de 16 ans, en nettoyant des vitres tomba et se fit une plaie profonde au niveau de la région antérieure du poignet.

Quand il entra à l'Hôtel-Dieu, sa plaie était tamponnée avec de la charpie, imbibée de perchlorure de fer. — Soupçonnant une plaie de la radiale, je fis endormir le malade par l'éther, et je fis l'ischémie de l'avant-bras, me réservant le sang contenu dans la main.

Je pus alors, sans difficulté explorer la plaie. Les tendons, les nerfs, les vaisseaux étaient parfaitement intacts, mais je sentis profondément un corps dur, que j'enlevai avec des pinces. C'était un fragment de verre triangulaire, représentant la figure d'un triangle isocèle, ayant 3 centimètres de côté environ. Il était implanté dans l'articulation radio-carpienne, qui était largement ouverte. — Grâce au sang que j'avais conservé dans la main et que je refoulai par de douces pressions au niveau de la plaie, il me fut facile de me rendre compte de l'état des parties et d'enlever par râclage et section tout ce que le perchlorure de fer avait touché. La plaie fut unie par suture.

Sur la face dorsale du premier métacarpien, se trouvait une section allant jusqu'à l'os. Le tendon du long extenseur était sectionné. Je fis une incision vers la partie supérieure, et trouvai l'extrémité supérieure du tendon à environ 3 centimètres au-dessus de la plaie. Je fis la suture tendineuse avec deux fils métalliques, et réunis également la peau. Un pansement compressif fut établi, et le membre immobilisé dans un appareil ouaté, soutenu par une petite planchette. La compression ne fut suspendue qu'après le pansement.

Le 3e jour, j'ouvris le pansement. Les deux plaies avaient suppuré. Les fils cutanés furent enlevés, et le pus fut évacué. L'immobilisation fut continuée, et rien n'entrava plus la cicatrisation. Au bout d'un mois, le malade quitta l'hôpital. La plaie radiale était parfaitement cicatrisée, les mouvements de l'articulation radio-carpienne aussi parfaits qu'à l'état normal, et l'on pouvait s'assurer sans peine que la réunion de l'extenseur du pouce était obtenue.

La guérison était donc complète.

Ces observations, extrêmement intéressantes d'ailleurs à plusieurs points de vue, montrent surtout combien l'ischémie avec les modifications qu'y a apportées M. Mollière, rend facile l'exploration des plaies les plus compliquées. On ne saurait trop appeler l'attention sur l'importance de ces faits, quelque secondaires qu'ils puissent paraître au premier abord.

B. — Une fois les deux extrémités cruentées du tendon en contact l'une avec l'autre, on procédera à l'application des points de suture.

Et d'abord, il est une importante précaution à prendre, quand on pratique la ténorrhaphie, c'est de maintenir le membre blessé dans une position telle que le cordon tendineux opéré ne soit pas tendu. Car, dans ce cas, il serait très-difficile de maintenir les deux bouts en contact. La position sera d'autant plus prononcée qu'on redoutera une plus grande contraction musculaire, et devra toujours correspondre au mouvement du muscle dont le tendon a été rompu. C'est ainsi, par exemple, que le membre sera porté dans l'extension, si l'on a à opérer un tendon extenseur, ou, au contraire, dans la flexion, s'il s'agit d'un tendon fléchisseur, ou bien encore dans une position combinée d'extension et d'abduction ou d'adduction, etc., suivant les cas et les régions.

De tout temps, cette indication a été suivie, et pour cela il a été proposé une foule de bandages contentifs, depuis de simples bandes, jusqu'aux appareils les plus compliqués.

Un de ces appareils, qui était préconisé par Garengeot, et dont on se servait dans le siècle dernier, dans le cas de section des tendons de la main, la gouttière d'Arnaud, se composait, comme son nom l'indique, d'une gouttière en fer blanc, dans laquelle on plaçait quelques coussins, et qui était destinée à recevoir tout l'avant-bras. A l'extrémité palmaire de cette gouttière, était ajustée une palette qui pouvait s'élever ou s'abaisser à volonté au moyen d'une charnière, et sur laquelle devait s'appuyer la main. Cet appareil était maintenu en place pendant tout le temps de la cicatrisation des tendons, et lorsque celle-ci était près de s'achever, on pouvait faire exécuter à la main quelque mouvements d'abord restreints, et ensuite de plus en plus étendus, mais qu'on réglait toujours à volonté.

Pour le tendon d'Achille, on se servait de l'appareil bien connu de J.-L. Petit.

Quel que fût le bandage dont on se servit, on remplissait toujours l'indication de la position à donner au membre sur lequel on devait pratiquer une ténorrhaphie.

Les moyens qu'on devra employer pour donner à la partie blessée une situation convenable, varieront d'ailleurs suivant les circonstances. On pourra se servir soit de palettes en bois, soit d'attelles en fil de fer, fixées à l'aide de bandes ordinaires, ou d'un bandage amidonné ou silicaté, etc. On maintiendra la position du membre, autant que la cicatrisation du tendon durera. Si, sous l'influence d'une complication, celle ci se fait attendre, il ne faut pas craindre qu'une ankylose s'en suive, et, qu'une fois le tendon guéri, le membre lésé ne puisse pas reprendre ses mouvements par suite de raideur articulaire. M. Delore, ancien chirurgien major de la Charité de Lyon, a pu chez un enfant, laisser le pied dans l'extension complète, pendant cinquante jours, sans voir d'ankylose se produire (voyez observ. XIX).

Plusieurs procédés de suture ont été employés, nous citerons les principaux.

1° *Procédé ordinaire des anciens.* — Les premiers chirurgiens qui pratiquèrent la ténorrhapie se servaient des moyens les plus simples et qui leur réussissaient cependant d'une manière parfaite. Ils employaient tout simplement un fil de soie et une aiguille ordinaire, dont ils traversaient un bout du tendon de dehors en dedans et l'autre de dedans en dehors. Puis ils nouaient le fil. Les deux extrémités tendineuses étaient maintenues ainsi en contact immédiat l'une avec l'autre. La plaie extérieure restait ouverte pour permettre d'appliquer sur le tendon suturé des liniments, des onguents de toute espèce.

Ce procédé a été mis en usage de tout temps et de nos jours encore, avec quelques modifications toutefois. Ainsi, le fil de soie ordinaire fut remplacé par le fil de chanvre ciré, l'aiguille droite par une aiguille courbe.

2° *Même procédé modifié.* — On reprocha à ce procédé de laisser le fil couper les portions tendineuses comprises dans son anse. Aussi quelques chirurgiens, tout en employant les fils cirés et les aiguilles droites ou courbes, imaginèrent-ils de placer sur le tendon une petite compresse, chargée de recouvrir les deux extrémités cruentées en contact, et de nouer le fil par-dessus. De cette façon, le tissu tendineux n'était que médiatement serré par le point de suture.

La Vauguion conseillait ce moyen et voulait, en outre, suivant en cela l'avis d'autres praticiens antérieurs, que les deux bouts du tendon ne fussent pas simplement juxtaposés mais avançassent un peu l'un sur l'autre. Car on devait tenir compte de la contraction musculaire qui pouvait se produire, si faible qu'elle dût être. Le segment tendineux attenant au muscle pouvait donc de cette manière être légèrement rétracté, sans cesser d'être en contact avec le segment périphérique. La plaie extérieure restait ouverte.

Procédé par la suture enchevillée. — Ne pouvant, à cause de la petite compresse dont nous venons de parler, voir ce qui se passait au niveau des bouts tendineux, surveiller leur cicatrisation, quelques chirurgiens adoptèrent la suture enchevillée. Voici comment on pratiquait ce genre de suture appliqué au traitement des divisions des tendons. A l'aide d'une aiguille, dans la lumière de laquelle on avait fait pénétrer les deux chefs d'un fil ciré, on traversait un des bouts du tendon de dehors en dedans, puis dans l'anse formée par ce fil double on plaçait une petite cheville, une petite compresse enroulée. On traversait ensuite l'autre bout tendineux de dedans en dehors. L'aiguille était ensuite enlevée, et entre les deux chefs du fil une autre petite compresse enroulée était placée, par dessus laquelle on nouait. C'était, comme on le voit, la suture enchevillée classique, telle qu'on l'emploie encore aujourd'hui, dans d'autres cas, appliquée à la réunion des tendons.

Ainsi la plaie tendineuse restait donc à découvert, et pouvait être facilement surveillée.

Procédé de Nuck. — On commençait d'abord par appliquer sur chacune des extrémités du tendon, une plaque de liége, ou de cuir, ou de toute autre substance analogue, convenablement taillée. A l'aide d'une aiguille entraînant un fil de soie double, dont les deux chefs étaient noués ensemble, on traversait de dehors en dedans une des deux plaques de liége, puis le bout du tendon qui était au-dessous, et on répétait la même opération pour l'autre extrémité tendineuse, qu'on traversait de dedans en dehors ainsi que la plaque qui était située au-dessus. On coupait ensuite le fil de l'aiguille, pour dégager celle-ci, puis on faisait un nœud et par dessus une rosette. La première plaque de liége maintenait donc le nœud qu'on avait fait tout d'abord au fil, et la seconde supportait la rosette. De cette façon, comme dans la méthode précédente, on évitait la déchirure du tendon, tout en pouvant surveiller la cicatrisation.

Nuck paraît être le premier qui ait employé ce procédé. Kisner l'adopta dans sa thèse inaugurale.

Procédé de Biénaise. — Comprenant que sur les tendons un peu volumineux, un seul point de suture ne saurait suffire, Biénaise imagina un procédé qui parait à cet inconvénient, et qui fut favorablement accueilli par quelques chirurgiens de XVIIe et XVIIIe siècle, parmi lesquels Dionis.

Les extrémités tendineuses chevauchant légèrement l'une sur l'autre, on prenait un fil, dont chaque chef était enfilé à une aiguille courbe et ronde. Chacune de ces aiguilles était passée à une petite distance l'une de l'autre, à travers un des bouts tendineux ; et, pour que le fil n'appuyât pas directement sur la portion du tendon comprise entre ses deux chefs, on plaçait en long dans son anse, une petite compresse, un petit rouleau de taffetas ou d'autre substance.

On traversait ensuite l'autre extrémité cruentée du tendon, de dedans en dehors, à l'aide de deux aiguilles, puis on nouait les deux chefs du fil par dessus un autre rouleau semblable au premier.

On avait ainsi à l'aide d'un même fil, deux points de suture. Ce mode opératoire pouvait être avantageux pour les tendons d'un gros volume. Il était inutile pour les tendons étroits, dont un seul point de suture devait suffire à réunir les extrémités divisées.

Biénaise employait d'ordinaire ce procédé. Il ne fit qu'une fois usage de la méthode que nous avons rapportée dans notre historique, et sur laquelle il est inutile de revenir.

Procédé de Maynaert. — Dans toutes ces méthodes, la condition essentielle à remplir, c'était de maintenir les bouts tendineux en contact. Pour Maynaert, la juxtaposition des extrémités cruentées devait nécessairement empêcher la cicatrisation de s'effectuer, « car le callus qui doit réunir les deux bouts du tendon, n'a plus la place nécessaire pour se former, si ceux-ci se touchent. » Partant de cette donnée, Maynaert employait le procédé suivant : Il appliquait sur une extrémité du tendon divisé, une plaque de liége, et sur l'autre une plaque de plomb. Puis au moyen d'une aiguille ordinaire, il passait un fil qui traversait successivement la plaque de liége, puis le tendon d'un côté, et de l'autre le tendon et la plaque de plomb, il nouait les chefs du fil, après avoir fait joindre par leur bord, les deux plaques, dont la juxtaposition empêchait ainsi la réunion des bouts tendineux. Un intervalle, peu considérable à la vérité, les séparait et permettait au callus de se former (1).

<hr>

(1) « Et hac ratione impediebat ne tendinum extremitates jungerentur, cum alias callus qui interponi debet, haud inrenisset locum. » — Meekren (loc. cit.)

Cette méthode est rapportée en détail par Meekren et plus tard Manget dans ses notes sur la chirurgie de Barbette, pour donner un exemple du résultat que peut donner la suture tendineuse, cita textuellement le passage de Meekren, ce qui ne l'empêcha pas ensuite de battre en brèche la ténorrhaphie, et d'accepter tous les préjugés qui régnaient sur cette opération.

Dans l'histoire de tous ces procédés, nous n'avons pas parlé de la chute des points de suture, c'est qu'en effet les auteurs sont incomplets dans leur description. Mais, comme la peau n'était pas réunie par première intention, les fils à suture et les plaques de différente substance dont on se servait, restaient toujours à ciel ouvert, et l'on pouvait les enlever quand la cicatrisation était jugée assez complète, ou plutôt attendre qu'ils tombassent d'eux-mêmes.

Procédé de suture comprenant à la fois le tendon et les téguments. — Ce mode de suture tendineuse, était connu très-anciennement, puisque nous le voyons conseillé dans Andreas della Croce. Fort en honneur au 18e siècle, il a été très-bien exposé par Garengeot. Voici en quoi il consiste : On se sert d'un fil double et ciré, qui forme une anse dans son milieu, et d'une aiguille courbe, et seulement tranchante dans sa partie cave, de manière à ne pas couper les fibres tendineuses en travers, mais simplement à les écarter. On monte cette aiguille, après en avoir entouré la tête d'un peu de papier pour l'empêcher de vaciller, dans un porte-aiguille. Cela fait, on perce la peau et le bout du tendon attenant au muscle de dehors en dedans, à environ deux lignes loin du bord de la solution de continuité. Puis on lâche l'anneau du porte-aiguille pour détacher celui-ci de l'aiguille, qu'on retire alors par sa pointe. Le fil tout entier ne doit pas passer par cette plaie. On l'arrête, en passant dans son anse un petit rouleau de taffetas ciré par exemple.

Après avoir rapproché cette petite cheville de la peau, on monte de nouveau l'aiguille dans le porte-aiguille, et on en traverse de dedans en dehors l'autre bout du tendon, et la peau qui le recouvre. On coupe le fil pour dégager l'aiguille et on le tire jusqu'à ce que les deux bouts du tendon avancent un peu l'un sur l'autre. On n'a plus qu'à nouer les deux chefs du fil sur une seconde cheville, semblable à la première.

C'est en définitive une suture enchevillée ordinaire, mais en y comprenant en même temps la peau et le tendon.

Nous arrivons maintenant à la description des procédés qui se partagent actuellement la faveur des chirurgiens, et dont nous devons nous occuper spécialement, ne relatant que pour mémoire les méthodes exposées plus haut et généralement abandonnées aujourd'hui.

Procédé de suture par les fils absorbables. — En 1873, Obergie Will (1) apporta en faveur de la réunion des plaies au moyen des fils de catgut, une série d'observations tendant à prouver que, quoique Lister ait abandonné ce genre de suture, on ne doit pas moins y avoir recours, car on évite ainsi tous les inconvénients de la présence des fils métalliques au niveau des solutions de continuité. Will semble attribuer à Lister le premier emploi qui fut fait des fils absorbables comme moyen de suture.

On a discuté assez souvent, et à juste titre, sur les questions de priorité dans les découvertes chirurgicales, pour que nous croyons devoir ici rétablir les faits.

L'usage des sutures au moyen de fils de catgut, n'est point, comme on le pense, de date récente. C'est un procédé

(1) O. Will. *In* The Lancet, t. I, p. 907, 28 juin 1873.

ancien qui était employé couramment il y a plusieurs
cles, et tandis que Will ne peut, dans son travail sur
question, citer que 6 observations dont pas une n'a
à la ténorrhaphie, Séverin n'employait pas d'autre m
pour suturer les tendons, si l'on en juge par le pas
suivant :

Tunicam extimam ipsorum (nervorum vel tendin
pluribus numero punctis ex tortilibus intestinorum fi
quæ ad musicas testudines intenduntur, prius vino ca
remollitis, consuamus. Ad hunc modum, plusculos post
prbelle cernes conglutinata extrema... (1).

Et éverin n'est probablement pas l'auteur de ce pro
opéra'oire. Il serait certainement possible de le tro
décrit dans des auteurs plus anciens.

Quoi qu'il en soit, les fils de catgut, composés d'une
tière qui s'absorbe, ont l'avantage de pouvoir être em
sonnés dans une plaie sans aucun inconvénient. Une
la suture placée, on n'a plus à s'en occuper. Elle n'aura
à s'enkyster, à enflammer les tissus ambiants, ou à
retirée par le chirurgien. Peu à peu la matière organi
dont est formé le fil, se résorbera, disparaîtra sans j
jouer le rôle de corps étranger.

Ces avantages sont assez importants pour que quel
praticiens semblent vouloir définitivement adopter ce
de suture tendineuse. C'est ainsi que M. Notta (de Lisie
qui a cependant obtenu d'assez nombreux et d'assez be
succès, dans des opérations de ténorrhaphie pratiquée

---

(1) Severinus. De efficaci medicina, 1671, liv. 2 cap. 123.
« On réunit les gaines des tendons au moyen de plusieurs points de su
avec des fils de boyaux, préparés à la manière des cordes de violon, et
ment ramollis dans du vin chaud. De cette façon, la cicatrisation est acher
bout de quelques jours.

moyen des fils métalliques, déclare pourtant donner la préférence à l'emploi des fils de catgut (1).

Nous n'avons pas d'observations qui nous permettent de juger exactement de la valeur de ce procédé. Nous ne pouvons donc ni le rejeter, ni le défendre, ne nous appuyant pas sur des faits.

Seulement, il est permis de se demander si les fils de catgut ne s'absorbent pas trop vite, et si les tendons ont bien eu le temps de se réunir, alors que cette résorption se produit. Pour un tissu extrêmement vasculaire, où les phénomènes de cicatrisation sont très-rapides, comme à la face par exemple, la suture absorbable a bien le temps d'agir, et d'amener la réunion des parties divisées. Mais pour les tendons, il n'en n'est plus ainsi. Leur cicatrisation n'est plus aussi active. Et chacun sait combien vite se désorganise le catgut. Il semble donc que les fils formés de cette substance, qui, toutes choses égales d'ailleurs, présentent des avantages incontestables, doivent être réservés pour les cas où la réunion par première intention doit s'effectuer rapidement. Mais encore une fois, il faut attendre des faits pour juger d'une matière définitive l'emploi de ce moyen dans les ténorrhaphies.

Le manuel opératoire est des plus simples. Il consiste à traverser les deux bouts du tendon au moyen d'un fil de catgut armé d'une aiguille.

Les extrémités tendineuses étant mises en contact, on noue le fil, et on en coupe les chefs. La plaie extérieure est ensuite réunie par première intention, au moyen de fils métalliques ou encore de fils absorbables.

Le membre blessé est tenu dans une position telle que le tendon suturé soit dans le relâchement. Cette précaution

(1) Notta (de Lisieux). Communic. écrite.

est d'autant plus importante ici, qu'on craint une plus rapide résorption du fil de catgut. Car si la cicatrisation a commencé au moment où ce fil disparaîtra, elle pourra s'achever sous l'influence de la seule position.

Procédé de Acher. — Dans l'opération de ténorrhaphie qu'il pratiqua en 1834, Acher se servit d'un fil ciré, qu'il serra par un double nœud, après en avoir suturé les deux extrémités cruentées du tendon. Puis il coupa les deux bouts du fil aussi près que possible du nœud. Enfin, il réunit les lèvres de la plaie extérieure par première intention au moyen de bandelettes agglutinatives, en ayant soin de tirer la peau en dehors, afin de déplacer cette plaie extérieure et d'éviter son contact avec la plaie tendineuse. Il put ainsi empêcher les adhérences entre la cicatrice du tendon, et celle des téguments.

Au bout de 12 jours, la plaie cutanée fut cicatrisée sans avoir suppuré.

Le 15e jour, quelques gouttes de pus s'y montrèrent. A l'intérieur de ce petit abcès, on put voir le fil employé pour la suture, qui s'était détaché, et se faisait jour au dehors. Une fois ce corps étranger enlevé, l'abcès disparut, et la cicatrisation definitive fut obtenue. Le tendon parfaitement cicatrisé aussi permettait au malade d'exécuter des mouvements sans aucune gêne.

Le seul défaut du procédé employé par Acher est de laisser un point de suture emprisonné dans la plaie, puisqu'un abcès a dû se former pour expulser le fil, quand celui-ci s'est détaché. En ne coupant qu'un des chefs du fil, en en laissant l'autre sortir par la plaie extérieure, Acher eût toujours pu obtenir la réunion par première intention de la solution de continuité des téguments.

Il eût conservé la facilité de tirer au dehors le point de

suture devenu libre, afin d'empêcher l'inflammation, pouvant résulter de la présence de ce corps étranger dans la plaie, de se produire.

Procédé ordinaire par les fils métalliques. — Les fils métalliques d'argent ont sur les fils de chanvre, de soie, l'avantage d'être plus fins, de pouvoir être serrés plus facilement, et suivant le degré voulu, de ne pas développer d'inflammation dans les tissus où ils sont appliqués, d'être facilement supportés par une plaie, où ils peuvent, dans certains cas, être retenus longtemps sans danger. C'est ainsi que l'observation de M. Polaillon, et M. Peter insiste sur ce fait dans son rapport, montre « avec quelle lenteur les fils métalliques peuvent se détacher, ou, en d'autres termes, avec quelle lenteur les parties tendineuses qu'ils intéressent s'ulcèrent à leur contact, ce qui tient évidemment à la faible vitalité de ces tissus, et au peu d'activité des mouvements organiques de composition et de décomposition dont ils sont le siége (1). » Trois fils furent employés dans l'observation dont nous parlons : le premier ne fut enlevé qu'au bout de 26 jours, le second au bout de 47 jours, et le troisième le 66ᵉ jour seulement.

En ce qui concerne le manuel opératoire à employer, deux cas peuvent se présenter : ou l'on veut retirer les fils avant qu'ils ne tombent d'eux-mêmes, ou l'on veut attendre leur chute spontanée.

Dans le cas où l'on préférerait enlever les points de suture au bout de quelques jours, quand la réunion tendineuse serait jugée suffisamment avancée, pourrait-on serrer les fils au moyen de tubes de Galli ? Nélaton a essayé ce moyen, pour les sutures des nerfs, et dut y renoncer, car l'enlève-

(1) Voyez Gazette des hôpitaux, 1874, p. 29.

ment des fils était des plus pénibles. Dans un second cas de suture nerveuse. Nélaton employa un tube de Galli assez allongé pour qu'une de ses extrémités sortît au travers les lèvres de la plaie extérieure. Pour enlever les points de suture, on n'avait qu'à extraire le tube de Galli, et à tirer un des chefs du fil.

Ce moyen pourrait être mis en usage dans les ténorrha-phies, mais il serait beaucoup plus simple encore, pour dégager de la plaie les points de suture, d'agir, comme nous l'avons vu faire à quelques chirurgiens. Une fois le fil passé entre les deux bouts du tendon mis en contact, on en tord les deux chefs, jusqu'à leur extrémité, en les laissant sortir à travers la solution de continuité extérieure. Quand on veut enlever le fil, on n'a qu'à le détordre et à tirer sur un de ses chefs.

Il n'y a aucun avantage à suivre cette méthode. — La pratique la plus sage, celle qui a donné les meilleurs résul-tats et qui est généralement adoptée, c'est de laisser les points de suture en place, jusqu'à ce qu'ils se détachent d'eux-mêmes. Mais à ce moment, il faut qu'ils soient reti-rés hors de la plaie.

Quelques chirurgiens, parmi lesquels M. Notta (de Lisieux), ont cherché à obtenir l'enkystement des fils, et sont arrivés à de bons résultats (voy. obs. XXI, XXII et seq.) Cependant, il sera plus prudent de n'avoir pas recours à cette pratique, car en admettant que les points de suture soient parfaitement tolérés, s'enkystent, et ne provoquent pas d'abcès capables d'amener leur élimination au dehors, on sera toujours exposé à obtenir une cicatrice douloureuse, ou à voir se développer des phénomènes inflammatoires plus ou moins accusés.

Voici donc comment on devra pratiquer la suture des tendons : à l'aide d'une pince porte-aiguille, on fait passer à travers chaque bout cruenté du tendon une aiguille de Biénaise, courbe et tranchante dans sa partie cave et entraînant un fil d'argent. On affronte ensuite les deux bouts tendineux, et on fixe les deux chefs du fil, en ayant soin d'en couper un à ras dans la plaie, et de laisser pendre l'autre en dehors de la plaie extérieure.

Un seul point de suture est suffisant pour les tendons de petit volume, il en faudra deux ou trois pour les tendons plus gros, tels par exemple que le tendon d'Achille.

Il faut avoir soin, en cas de division tendineuse multiple, de bien mettre en contact l'un avec l'autre les segments d'un même tendon, et d'éviter de suturer ensemble des tendons différents. Il est parfois très-difficile d'éviter des erreurs. On pourra toujours se guider, à l'exemple de M. le professeur Léon Le Fort (voy. obs. I), sur le volume respectif des tendons, sur leur situation dans une couche superficielle ou profonde.

C. — Une fois les deux segments tendineux suturés, il faudra s'occuper de la plaie extérieure.

Quelques chirurgiens la laissent ouverte, sans chercher jamais à en rapprocher les deux lèvres, et obtiennent ainsi de bons résultats. D'autres la suturent complètement d'une manière non moins heureuse.

Cependant, malgré quelques observations favorables à ces deux procédés, on peut reprocher au premier d'amener l'exfoliation du tendon, ou tout au moins des adhérences étendues avec les téguments ; au second de faciliter l'apparition des symptômes inflammatoires, et de favoriser les fusées purulentes dans les gaînes, tout en n'évitant pas toujours les adhérences.

Nous aurons l'occasion de parler plus longuement de tous ces accidents dans la partie de ce travail consacrée aux suites de la ténorrhaphie.

M. Daniel Mollière (de Lyon) a adopté un moyen mixte; c'est ainsi qu'il réunit les deux lèvres de la plaie extérieure à l'aide de points de suture peu serrés, de manière à laisser une voie à l'écoulement du pus qui peut se produire.

C'est donc plutôt un simple obstacle apporté à l'écartement de la plaie qu'une réunion proprement dite.

On peut de cette manière, ainsi que le prouvent les observations de M. D. Mollière, éviter les accidents inflammatoires quelquefois très-graves qui s'observent par le rapprochement immédiat des téguments, surtout quand il s'agit des tendons fléchisseurs de la main, dont la suture est plus fréquemment que dans toute autre région exposée à des accidents inflammatoires, tels que phlegmon, fusées purulentes, etc.

En même temps on remplit l'indication de recouvrir le tendon, de le soustraire au contact de l'air, ce qu'on recherche évidemment en pratiquant la réunion immédiate complète des téguments.

On pourra d'ailleurs juger la valeur de la méthode employée par M. Mollière, par l'observation suivante qui montre quel résultat on peut obtenir en opérant comme il vient d'être dit.

Obs. IX. (Daniel Mollière) (inédite.) — Section des deux palmaires, du fléchisseur superficiel, du cubital antérieur et du médian. — Grossesse. — Suture nerveuse. — Ténorrhaphie. — Guérison.

La nommée Marie Viallet, âgée de 28 ans, entra le 24 juillet 1876 dans la salle Sainte-Catherine, service de M. Daniel Mollière. Cette jeune femme qui jusqu'ici avait joui d'une santé excellente, et qui est déjà mère de trois enfants, venait de tomber, le matin même, tenant son bras gauche étendu, contre une porte vitrée. La vitre se brisa, et la main passant au travers de ces débris, il se produisit à deux travers de doigt, au-dessus du poignet, une plaie profonde, transversale, d'où jaillit aussitôt une quantité considérable de sang. L'hémorrhagie fut arrêtée à l'aide d'un pansement compressif, et la malade dirigée sur l'hôpital.

En présence de cette plaie profonde, on explora immédiatement l'état de la sensibilité. Elle était absolument abolie dans toutes les régions où anatomiquement on pouvait la prévoir. Toute la moitié de la face palmaire de la main, presque jusqu'au niveau de l'éminence thénar, était absolument anesthésiée. Il en était de même pour les doigts. La moitié interne de l'annulaire, jusqu'à son extrémité, avait conservé sa sensibilité, et cette ligne de démarcation était également d'une netteté absolue dans la région de la pulpe du doigt, dont la moitié seulement ne percevait pas la piqûre d'une aiguille.

La malade, quoique enceinte de sept mois et demi, fut soumise à l'éthérisation. M. Mollière appliqua sur l'avant-bras la bande ischémique d'Esmark, et procéda à l'examen de la plaie. Ses bords étaient très-nets, sa direction transversale, son étendue d'environ 4 centimètres. En écartant légèrement ses bords, on constata : 1° la section du cubital antérieur; 2° celle du grand palmaire; 3° celle du petit palmaire; 4° celle du fléchisseur superficiel ; 5° la section complète du nerf médian, dont on ne peut tout d'abord retrouver le bout supérieur.

On reconnaît, du reste, assez facilement les extrémités inférieures des organes divisés, mais les extrémités supérieures des tendons des palmaires et du cubital antérieur sont cachées; il n'y a qu'un faible écartement au niveau des fléchisseurs. — Légère érosion du fléchisseur profond. — Les deux artères radiales et cubitales sont intactes. Quelques fibres seulement du nerf cubital ont été intéressées, mais la continuité du cordon nerveux n'est pas interrompue.

M. Mollière se mit alors à la recherche des extrémités divisées des tendons, qui furent saisies au fond de leur gaine. On les sentait à l'aide d'un stylet dans leur gaine, ce qui permit au chirurgien de les saisir sans trop de difficulté.

On applique sur chacun des tendons un point de suture métallique, et l'on réunit de la même manière les extrémités divisées du nerf médian. Le tendon du palmaire grêle ne peut être réuni, car pour saisir son bout supérieur, il faudrait faire un débridement assez considérable. Le tendon s'est, en effet, rétracté très-haut.

Les lèvres de la plaie cutanée sont rapprochées à l'aide de deux points de suture, peu serrés. M. Mollière *ne cherche pas à réunir mais simplement à éviter l'écartement.*

Le membre est placé dans la flexion et enveloppé dans un appareil inamovible silicaté, soutenu par une attelle de fil de fer.

31 juillet. Douleurs assez vives. On fait une fenêtre au niveau de la plaie, et l'on voit s'écouler quelques gouttes de pus.

A partir de ce moment, on se borne, pendant vingt-cinq jours, à appliquer sur la plaie des cataplasmes émollients.

Les suites sont parfaitement simples ; *il n'y a qu'une petite fusée dans la gaine du petit palmaire qui seul n'a pas été suturé.*

Pas le moindre accident du côté de l'utérus. Les fils métalliques sont entraînés par la suppuration, mais on ne fait absolument aucune manœuvre pour les enlever.

15 septembre. L'appareil est enlevé, la cicatrisation est complète ; seulement, il y a toujours beaucoup de raideur. La suture semble avoir pris. Atrophie commençante de l'éminence thénar. L'état de la sensibilité est le même.

3 octobre. Nous revoyons la malade, qui a heureusement accouché d'un enfant vivant. Les mouvements volontaires sont de plus en plus étendus. On détermine toujours un peu de douleur en appuyant au niveau de la cicatrice du médian.

Nous n'insisterons pas sur l'état de la sensibilité qui a été étudiée minutieusement chez cette malade ; nous dirons seulement qu'elle a été suivie pendant toute l'année, et qu'au mois de juin, M. Mollière l'a montrée dans son service avec une sensibilité revenue à l'état normal.

Quant aux tendons, ils sont tous parfaitement réunis et mobiles. Les mouvements de la main sont à peu près normaux. Seulement les muscles de la main, innervés par le médian, et qui sont restés longtemps séparés de leur tronc nerveux, ont subi une atrophie considérable e sont encore faibles. Mais ils exécutent très-bien des mouvements volontaires.

Au niveau des points suturés, il y a une cicatrice un peu dure, non douloureuse. Les tendons profonds ne lui adhèrent pas. La peau n'a que de légères adhérences avec l'extrémité du petit palmaire, et un peu au niveau du grand palmaire ; ces adhérences sont peu étendues, elles sont ombiliquées et ne gênent en rien les mouvements. La guérison est donc aussi complète que posssible.

Cette observation est extrêmement intéressante à plusieurs points de vue ; mais, sans parler des phénomènes observés du côté des nerfs, ni de l'influence de la grossesse sur la marche de la régénération tendineuse, le fait qui précède montre surtout l'innocuité de la suture tendineuse pratiquée à la partie antérieure de l'avant-bras, grâce au procédé opératoire employé, à la position, à l'immobilisation du membre blessé, et surtout à la précaution prise par le chirurgien de ne pas suturer complètement la solution de continuité extérieure, mais simplement d'en empêcher le trop grand écartement par des points de suture peu serrés. C'est principalement sur ce dernier point que nous désirons appeler, en ce moment, l'attention, faisant ailleurs allusion à cette même observation, pour faire ressortir les autres enseignements qui en découlent.

Pour obtenir la réunion de la plaie extérieure, on emploiera donc des fils métalliques, et on fera la suture à points entrecoupés, en ayant soin de ne pas joindre complètement les deux lèvres de la plaie. On pourrait plus simplement, et suivant les cas, ne faire usage que de bandelettes agglutinatives.

On procèdera ensuite au pansement. Mais auparavant, il faut avoir soin d'enlever l'appareil d'Esmark, qui a été maintenu pendant toute la durée de l'opération, et s'assurer qu'aucune hémorrhagie ne se produit. Cela fait, on appliquera un appareil inamovible ouatosilicaté qu'on rendra plus solide à l'aide d'attelles en fils de fer. La solidité du bandage est très-importante, car, c'est grâce à elle que le membre sera placé et maintenu dans une position telle que le tendon suturé ne soit pas distendu, mais bien dans le relâchement.

On pourrait faire de suite une petite fenêtre au bandage pour surveiller la plaie, mais on est toujours à temps pour pratiquer cette ouverture à la première apparition de symptômes anormaux (obs. IX), tels que douleurs, fièvre, etc.

Si par l'ouverture du bandage on constate au niveau de la plaie un commencement d'inflammation, de gonflement, on aura recours à des applications émollientes, telles que cataplasmes, etc.

Il est difficile de préciser le temps pendant lequel le bandage devra rester en place. Il ne faudra l'enlever que lorsque les phénomènes de la cicatrisation tendineuse seront à peu près terminés. Si, dans quelque cas, on voit la réunion complètement achevée en 8 ou 18 jours, dans d'autres il a fallu attendre un mois et plus. Quoi qu'il en soit, aussitôt le bandage enlevé, on fera exécuter au membre quelques mouvements limités qu'on étendra peu à peu, jusqu'à ce qu'on soit arrivé à effacer toute trace de raideur articulaire.

2° *Cas de section tendineuse ancienne.* — Jusqu'ici, il n'a été question que de la conduite à tenir dans les cas de division récente de tendons. Nous allons maintenant nous occuper des moyens propres à rétablir la continuité de tendons anciennement sectionnés, et dont les extrémités se sont cicatrisées isolément.

A. — Deux cas peuvent se présenter : ou il y a eu, sans plaie extérieure, rupture d'un tendon, dont la continuité ne s'est pas rétablie, et ce fait est assez fréquent, ou il y a eu division simultanée du tendon et des téguments qui le recouvraient, et tandis que la plaie extérieure s'est cicatrisée, les deux bouts tendineux n'ont pu se réunir. Dans ces deux cas, la première indication à remplir c'est d'aller à la recherche des extrémités tendineuses sectionnées, et pour cela il faut faire une incision aux téguments.

On pratique cette incision dans le sens de la direction du

tendon divisé. Sédillot (1) conseille de ne faire cette plaie extérieure, qu'en dehors et à quelque distance du tendon, pour éviter le contact de l'air, et empêcher que le cordon tendineux ne se trouve à nu et ne s'exfolie.

On trouve facilement le bout inférieur du tendon. D'ailleurs on s'aidera toujours de la palpation qui suffit dans quelques cas à préciser la position réciproque des extrémités tendineuses qu'on recherche, ainsi que nous l'avons dit plus haut. Quant au bout supérieur, on poura quelquefois le trouver par le même moyen.

Si la contraction musculaire l'avait tout d'abord fortement rétracté, et qu'il eût contracté dans sa nouvelle situation des adhérences avec les tissus voisins, il faudrait à l'aide de débridements arriver jusqu'à lui.

En général, les débridements ne doivent pas être considérables, et l'on aura soin de ne les pratiquer que lorsque le degré de rétraction sera peu marqué. Plutôt que de faire des débridements trop étendus, il vaudrait mieux abandonner le bout musculaire du tendon, et suturer l'autre extrémité avec un tendon voisin. Nous nous sommes déjà occupé de cette question des débridements, il n'est pas besoin d'y insister. Seulement nous ferons remarquer qu'il est beaucoup plus difficile, dans les cas de section tendineuse ancienne, de ramener dans sa situation normale le segment central du tendon, car il est en général fortement uni aux tissus ambiants par des adhérences solides et plus ou moins étendues. En sorte qu'il ne suffit plus, comme dans les sections récentes, d'empêcher la contraction du muscle. Il faut absolument détruire les adhérences. Or, si le tendon est trop éloigné, les débridements seraient trop vastes. En pareille circonstance, il faudrait y renoncer. Il en est de

(1) Sédillot. Gazette médicale, 1853, p. 700.

même s'il y a eu perte de sang trop considérable sur la continuité du tendon. Heureusement ces cas sont rares, et l'écartement est en général assez peu prononcé pour qu'on puisse se rendre maître des deux extrémités.

Pour faciliter toutes ces recherches, on emploiera l'ischémie d'Esmark, et on laissera les bandes de caoutchouc jusqu'à la fin de l'opération, comme il a été dit plus haut.

B. — Quand il est arrivé sur les bous du tendon, le chirurgien devra les dégager de toute adhérence avec le tissu cellulaire, ou les autres organes ambiants.

Comme les extrémités tendineuses se sont cicatrisées isolément, elles sont devenues calleuses; est-il nécessaire de les aviver avant d'appliquer les points de suture, autrement dit de transformer les sections anciennes en sections récentes? Les avis sont partagés. Les anciens, avec Verduc, M. A. Petit, et de nos jours Sédillot et la plupart des auteurs répondent par l'affirmative. Cependant, il existe d'assez nombreux faits qui montrent qu'en négligeant l'avivement, on peut parfaitement obtenir de très-bons résultats. Chez le malade de M. D. Mollière (obs. IV) un tendon divisé depuis huit jours fut suturé sans avivement préalable, et la cicatrisation n'en fut pas moins complète au bout d'une vingtaine de jours environ. Dans une observation de Chassaignac, la section était plus ancienne, ce qui n'empêcha pas la section tendineuse d'être totalement achevée, au bout de 15 jours, entre le bout tendineux non avivé et la cicatrice cutanée, qui avaient été suturés ensemble. Un succès non moins heureux a été obtenu par M. B. Anger (obs. XVII) qui a réussi à rétablir la continuité d'un tendon divisé depuis six mois, et cela en opérant d'après son procédé, et en négligeant d'aviver au préalable les surfaces tendineuses de section.

En présence de ces faits, on peut conclure que lorsque

les extrémités d'un tendon sont devenues calleuses, se sont cicatrisées isolément, sans présenter de prolongements fibroïdes qui les unissent ou non l'une à l'autre, il n'est pas nécessaire de les aviver. Au contraire, s'il existe des prolongements fibroïdes, vestiges d'une cicatrisation avortée, il y aura lieu de les réséquer.

On trouve souvent ce tissu intermédiaire disposé en forme de cordon plus ou moins allongé à l'extrémité de chaque bout tendineux. La direction de ces cordons fibroïdes est variable. Le plus généralement, ils plongent par leur extrémité libre, effilée, au milieu des tissus voisins, avec lesquels ils contractent des adhérences. Leur génèse est facile à déterminer. Quand un tendon et la peau qui le recouvre ont été divisés en même temps, et si la cicatrisation a été abandonnée à elle-même, les téguments se réunissent d'abord, et les bouts du tendon plus ou moins écartés l'un de l'autre, et compris dans une atmosphère celluleuse en voie de réparation, prennent part au travail cicatriciel ambiant. Ils sont bientôt entourés et fixés à la cicatrice extérieure par des brides plus ou moins résistantes.

Quand le bout supérieur est trop fortement rétracté, l'état inflammatoire dans lequel il se trouve, suffit encore pour le faire adhérer aux parties ambiantes.

En même temps, il se produit un phénomène analogue à celui qui se passe dans les ténotomies ; un médium unissant tend à se former entre les deux bouts du tendon, mais, comme ce processus réparateur n'est pas dirigé, n'est pas favorisé, soit par une position convenable, soit par tout autre moyen, il s'arrête, il avorte. Au lieu de voir se développer un cordon fibreux solide, devant rétablir la continuité du tendon, on n'observe sur chaque bout de ce tendon qu'un prolongement plus ou moins effilé, dont l'extrémité va se perdre dans les tissus voisins. C'est ce qui a lieu le plus souvent, bien que quelquefois il ait été constaté la présence d'un tissu membraneux, s'étendant d'un des bouts cruentés du tendon à l'autre.

Dans tous les cas, il faut réséquer toute cette substance intermédiaire, et par la même occasion rafraîchir, aviver les surfaces sectionnées.

Le tendon dégagé de toute adhérence, et ainsi avivé, sera réuni par des points de suture, et on terminera comme il a été dit à propos des plaies récentes.

L'observation suivante, due à Sédillot, montre quel heureux résultat donne la suture des tendons anciennement divisés.

OBSERVATION X. (Sédillot) (1).

M..., brigadier au 4ᵉ régiment de cuirassier, entra dans mon service le 11 janvier 1853. Ce militaire, âgé de 25 ans, avait reçu le 13 décembre 1852 un coup de sabre au tiers inférieur de la face dorsale de l'avant-bras, pendant que la main était en demi-pronation.

Au moment de la blessure, M... n'éprouva, du côté des doigts, aucune sensation particulière, et il pût même serrer la main de son camarade.

Mais on constate bientôt que le pouce, l'indicateur et en partie le médius avaient seuls conservé leur mobilité, tandis que les deux autres doigts restaient fléchis et ne pouvaient être spontanément redressés.

La plaie traitée à l'infirmerie régimentaire, par la réunion immédiate, fut cicatrisée le septième jour, sans avoir offert de complication. Mais la paralysie des doigts devint un obstacle à toute reprise de service, et le malade fut dirigé, quelques semaines plus tard, sur l'hôpital militaire de Strasbourg.

A la visite du 12 janvier 1853, on constata la perte complète des mouvements d'extension des doigts auriculaire et annulaire et incom-

(1) Sédillot. Compte-rendu de l'Académie des sciences, 1853.

plète du médius. Les deux derniers doigts soulevés retombent dans la flexion, et le malade est incapable de s'en servir.

On aperçoit, au tiers inférieur et postérieur de l'avant-bras droit, une cicatrice allongée, légèrement déprimée, adhérente aux parties sous-jacentes, et située à 23 millimètres de l'apophyse styloïde du cubitus. Il était évident que les tendons extenseurs avaient été divisés et s'étaient cicatrisés isolément.

Les mettre à découvert et les unir, c'étaient les seules chances de guérison, et le malade était décidé de tout tenter pour recouvrer l'usage de la main et éviter ainsi d'être réformé.

Le 19 janvier, en présence de plusieurs officiers de santé, le malade fut chloroformé, et je pratiquai à 8 millimètres en dedans de la cicatrice une incision longitudinale de 6 centimètres d'étendue, la peau coupée et rejetée en dehors. Je mis à nu un tissu cicatriciel adhérent et continu à l'aponévrose, et, par la dissection, j'arrivai à découvrir les extrémités d'un tendon volumineux, séparées par un intervalle de 3 centimètres.

Je devais m'attendre à trouver intéressés les tendons de l'extenseur propre du petit doigt; mais par une anomalie peu rare, ce dernier n'existait pas et nous n'aperçûmes qu'un seul tendon, dont la section avait suffi pour paralyser les doigts. Afin de lever toute incertitude à cet égard, je dégageai le bout digital du tendon, d'une sorte de gangue fibreuse qui l'entourait. En exerçant, comme je le fis, à plusieurs reprises, des mouvements de traction de bas en haut sur cette extrémité tendineuse, on ramenait facilement les derniers doigts dans une extension complète. L'auriculaire et l'annulaire étaient plus facilement redressés que le médius.

Nous isolâmes alors le bout supérieur du tendon enveloppé à cette hauteur de quelques fibres musculaires, et j'enlevai le tissu fibreux intermédiaire, qui eût fait obstacle à l'affrontement du tendon, dont chaque bout fut rafraîchi avec des ciseaux.

Le renversement de la main en arrière suffisant à ramener en contact les deux extrémités tendineuses, nous assujettîmes par un seul point de suture, traversant le milieu du tendon.

Un double nœud fortement serré fixa le fil, dont un des bouts fut coupé près du nœud, tandis que l'autre fut maintenu en dehors de la plaie, pour être retiré en temps opportun.

Les téguments furent réunis immédiatement par trois points de suture entrecoupée. Les doigts, la main et le poignet furent étendus sur des coussins élevés, et l'extension obtenue par la position et quelques jets de bande.

Le 20, un peu d'agitation.

Le 22, tuméfaction de tout l'avant-bras. Rougeur érythémateuse, endolorissement. On enlève deux points de suture. Eau de Sedlitz, bouillon maigre.

Le 23, le troisième point de suture s'est détaché pendant la nuit. Diminution notable de la tension et du gonflement. Etat généralement satisfaisant.

Le 26, suppuration. Le fil de la suture profonde est enlevé sans résistance, et les bords de la plaie sont légèrement rapprochés.

Les jours suivants, malgré nos recommandations, le malade commence à étendre et à fléchir les doigts paralysés. On distingue sous la peau les mouvements du tendon, la cicatrice se fronce et la contraction musculaire se suit des yeux jusqu'à l'extrémité supérieure de l'extenseur commun des doigts.

Rien ne vint dès lors entraver la guérison. La main reprit sa force et ses usages, et le malade quitta l'hôpital et fut rendu à sa profession.

Voici quelques-unes des considérations dont M. Sédillot fait suivre son observation et qui peuvent servir de règle de conduite dans les cas semblables : 1° Les extrémités du tendon doivent être dégagées de toute adhérence fibreuse de nature à empêcher le rétablissement des mouvements. 2° Le tissu cellulaire qui sert d'enveloppe et de gaîne du tendon sera ménagé avec soin pour circonscrire le siége et les dangers de l'inflammation, et assurer la vitalité et l'intégrité du tendon. 3° Les extrémités tendineuses précédemment divisées et isolément cicatrisées seront rafraîchies et maintenues dans un contact immédiat et permanent, au moyen d'un ou de deux points de suture formés de fils très-fins et assez serrés pour déterminer une prompte section des tissus intermédiaires. 5° La position et les bandages sont avantageux, mais insuffisants pour maintenir les tendons affrontés. 6₀ L'incision de la peau doit être pratiquée à quelque distance du tendon, pour ne pas le laisser à nu etc.

Dans la même séance de l'Académie des sciences, à propos de l'observation de M. Sédillot, Roux résuma ainsi l'histoire d'un malade opéré par lui dans des conditions analogues à celles où M. Sédillot avait pratiqué la ténorrhaphie qui faisait le sujet de sa communication.

OBSERVATION XI. (Roux) (1).

Un Italien du nom de Ruffo, très-fort pianiste, me fut présenté avec le doigt médius de la main droite continuellement fléchi, et comme renversé sur la paume de la main. Cet état de choses était le résultat d'une section du tendon extenseur de ce doigt qui avait été faite par un morceau de verre. Au moment de la blessure, on avait appliqué inutilement un appareil unissant, et maintenu le doigt dans l'extension. La plaie de la peau s'était réunie; mais il n'y avait point eu de consolidation du tendon, et depuis près de deux années, M. Ruffo avait dû renoncer à ses occupations chéries : du moins son jeu sur le piano était des plus imparfaits.

M. Ruffo accepta la proposition que je lui fis de pratiquer une suture du tendon, dont les deux bouts qu'on sentait distinctement à travers une cicatrice, correspondaient un peu au-dessous de l'articulation métacarpo-phalangienne. J'incisai verticalement cette cicatrice, et je réséquai les deux extrémités du tendon qui tenaient l'une à l'autre par un tissu membraneux, et qui étaient séparées par un intervalle d'un travers de doigt environ.

Je les traversai par un fil au moyen d'une aiguille courbe, elles furent mises facilement en contact, et je les y maintins en unissant les deux bouts de ce fil par deux nœuds simples, je réunis la plaie et je pus retirer le fil le dix-septième jour. Bien entendu que pendant tout le temps que la nature fut mise à même de consolider le tendon, le

____

(1) Roux. Compte-rendu de l'Académie des sciences, 1853. Séance du 24 octobre.

doigt fut maintenu dans une extension forcée, ou du moins aussi grande que possible.

La consolidation fut parfaite, et M. Ruffo put recouvrer le libre usage de tous les mouvements de la main, et reprendre ses exercices sur le piano.

Les deux observations qu'on vient de lire, ont trait chacune à des sections de tendons d'un volume ordinaire. Mais la même absence de tissu cicatriciel intermédiaire peut parfaitement s'observer sur les tendons les plus volumineux, comme par exemple le tendon d'Achille. L'observation suivante, due au professeur Syme, montre qu'il est des cas où même le tendon d'Achille sectionné ne pourra être réuni qu'à l'aide de la suture, et que celle-ci pourra toujours agir, quand les autres moyens n'auront pu qu'amener une cicatrisation incomplète et inutile.

OBSERVATION XII. (Syme) (1).

J.-M. Kay, âgé de 21 ans, eut en fauchant toute l'épaisseur du tendon d'Achille du côté gauche divisé par l'instrument de son voisin. Au bout de cinq semaines, la plaie fut cicatrisée ; une dépression très-marquée et une petite cicatrice transversale indiquaient le siége de la lésion ; lorsque le pied était fléchi à angle droit sur la jambe, on sentait distinctement les extrémités du tendon à un pouce et demi l'une de l'autre. Le malade ne pouvait soulever le pied de terre et semblait en marchant plutôt traîner son membre que l'appuyer sur lui.

Pour remédier à cet état, une incision longue d'environ 3 pouces fut pratiquée le long du tendon, et passa sur la dépression ; deux ou trois petites incisions transverses circonscrivent la cicatrice. Les lambeaux ainsi formés furent renversés de manière à montrer parfaitement la situation des bouts rétractés. La substance fibreuse qui les

(1) Syme. Archives de médecine, 1837, t. I, p. 112. — Voy. aussi Report of surgical cases (Edimburgh, med. and surg. Journal, octobre 1836).

ûnissait fut enlevée avec soin, et le pied étant fortement étendu, deux aiguilles furent passées dans la substance des deux extrémités du tendon, de manière à les mettre parfaitement en contact. On appliqua l'appareil de Petit, pour la rupture du tendon d'Achille ; la réunion eut lieu par première intention, et le malade put bientôt nous quitter pour reprendre le libre usage de sa jambe.

Nous pouvons rapprocher de l'observation de Syme la suivante qui ne s'en distingue qu'en ce que la division du tendon d'Achille était due non plus à un traumatisme, intéressant aussi les téguments, mais à la seule action musculaire qui avait amené une rupture du tendon.

OBSERVATION XIII. (Warren Webster) (1)

Paul, mulâtre, se présenta à moi pendant la durée de mes fonctions de second chirurgien au fort de Larned (Kansas), en novembre 1860, pour être traité d'un accident qui lui était survenu trois mois environ avant, pendant qu'il se livrait à une lutte à la course.

D'après son récit, il a senti quelque chose d'insolite se passant alors subitement dans la jambe droite, avec un bruit sensible de craquement, et la partie a été immédiatement privée de ses fonctions. Il dit qu'un intervalle très-marqué ou dépression était perceptible au-dessus du talon, et qu'en essayant de se tenir sur le pied il tombait de suite sur le sol. Aucune tentative ne fut faite pour rapprocher les bouts divisés l'un de l'autre par le relâchement des tissus lésés, et il ajonte qu'on n'apporta que peu d'attention au repos ultérieur du membre.

Lorsque je l'examinai, il y avait un vide marqué d'environ un pouce entre les deux bouts du tendon, vide dans lequel fort peu de matière plastique paraissait avoir été sécrétée pour combler l'espace. Le moyen d'union était si long et si faible que le membre restait sans faculté pour la marche.

Je résolus de mettre à nu les parties par une incision directe, de détruire le faible moyen connectif, de rogner les bouts rétractés et de

(1) Warren Webster. American medical Times (numéro du 3 septembre, 1864 Trad. par le Dr Berchon, *in Gaz. des hôpitaux*, p. 546, année 1865.

chercher à les unir par l'intermédiaire de liens de soie. Les tentatives faites pour rapprocher au contact les deux bouts, après la destruction de la substance qui leur était intermédiaire, furent très-difficilement poursuivies. Elles réussirent cependant en plaçant le membre dans une position fortement fléchie, en introduisant deux fortes ligatures à travers les bouts du tendon, à trois lignes environ de ses extrémités.

Les parties furent ainsi réunies et le relâchement du membre fut maintenu par un appareil consistant en un anneau de cuir placé autour de la cuisse, au-dessus du genou, anneau dans lequel était attaché une corde fixée dans un trou derrière une poulie. Les muscles gastrocnémiens furent en outre entourés d'un bandage serré. Cet appareil fut employé pendant six semaines environ. On permit alors au blessé de se promener en usant d'un soulier à talon très-haut pendant trois semaines au plus.

Après avoir serré les ligatures, un des fils fut coupé, et les autres abandonnés, comme on le fait pour la ligature des vaisseaux. L'incision fut alors réunie dans toute sa longueur, qui était de trois pouces, et le plus exactement possible. Les ligatures furent retirées le vingt-cinquième jour, et pendant la plus grande partie du temps, la blessure laissa s'écouler de la matière purulente.

La quatorzième semaine après l'opération, le malade se promenait avec à peine un peu de claudication, et le tendon d'Achille paraissait être parfaitement réuni.

En résumé, dans les cas de section tendineuse ancienne avec cicatrisation vicieuse des extrémités du tendon, il faudra à l'aide d'une incision à la peau aller à la recherche de l'organe divisé, le dégager de toute adhérence, de toute substance intermédiaire, et le suturer suivant le manuel opératoire indiqué à propos des plaies récentes.

Cependant il est quelquefois permis de déroger à cette règle. Il s'est présenté, il y a quelques années, un cas où, loin de la détruire, on dut se servir d'une adhérence d'un bout tendineux avec la cicatrice cutanée, comme moyen de rétablir la fonction du tendon. D'ailleurs cette idée, mise de nos jours en pratique dans le cas auquel nous faisons allusion, et qui est dû à Chassaignac, n'est pas nouvelle comme on pourrait le croire. Les anciens avaient entrevu la possibilité de tirer parti des adhérences entre un tendon et les téguments. C'est ainsi qu'André della Croce estimait « qu'il faut toujours suturer les tendons, car s'il arrive qu'ils ne s'unissent pas par leur substance propre, ils se réunissent secondairement par l'intermédiaire de la cicatrice des parties charnues. *Li nervi tagliati transversalemente, e cuciti insieme con le parti carnose, possono fare una perfetta unione : e avenga, che non consolidino secondo la prima intenlione, cioè con l'humido suo proprio e elementare, si uniscono almeno, mediante la unione della parte carnosa* »(1).

C'est précisément ce but que Chassaignac a cherché à atteindre chez sa jeune malade, dont voici d'ailleurs l'histoire détaillée.

OBSERVATION XIV. (Chassaignac) (2).

Au mois de novembre 1853, une jeune fille étant tombée avec une carafe à moitié vide, se fit à la partie inférieure et antérieure de l'avant-bras gauche une plaie transversale qui se cicatrisa, après avoir suppuré pendant quelque temps. La perte des mouvements de flexion du pouce et de l'indicateur s'en étant suivie, la malade vint à l'hôpital Saint-Antoine. L'examen fit reconnaître aussitôt cette paralysie partielle. On constata de plus que le bout inférieur du tendon divisé adhérait solidement à la cicatrice. En effet, toutes les fois que saisissant le bord inférieur de la cicatrice au moyen de l'ongle, on cherchait à remonter de bas en haut, on déterminait aussitôt la flexion du doigt indicateur. Il s'agissait donc, en ramenant le bout

(1) Andreas della Croce. Cirurgia universale e perfetta. Venise, 1583, liv. II. Traité III, p. 64.
(2) Chassaignac· Société de chirurgie, séance du 12 avril 1854. Observ. relatée dans la thèse de Barbaste, p. 33.

supérieur au contact de la cicatrice, dans le point correspondant au bout inférieur, de rétablir les mouvements perdus.

Tel fut le but de l'opération pratiquée le 4 février 1854. On mit à découvert les tendons fléchisseurs dans une étendue de 2 travers de doigt, au moyen d'un lambeau rectangulaire représentant un couvercle de tabatière, et disposé de telle sorte que l'un des côtés marchait parallèlement à l'artère radiale. Le bord inférieur contigu à la cicatrice était transversal et le bord supérieur situé à deux travers de doigt au-dessus, parallèle à celui-ci. Ne trouvant point le tendon divisé, on prolonge de deux centimètres, à la partie supérieure, l'incision primitive, et après avoir disséqué un petit lambeau triangulaire, on aperçoit au-dessous de lui l'extrémité volumineuse d'un tendon qui se termine d'une manière abrupte. Cette extrémité étant séparée des parties environnantes, on traverse son centre au moyen d'un fil à ligature conduit par une aiguille. Le tendon saisi avec des pinces est attiré vers la cicatrice et mis en contact avec son tissu par un point de suture, dont on laisse pendre les deux chefs au dehors. Il n'y avait eu aucun avivement préalable du tendon. Le lambeau tégumentaire est ensuite réappliqué aussi exactement que possible et maintenu en place par de nombreux points de suture entrecoupée, le tout est pansé d'après la méthode du pansement par occlusion, puis la main fortement fléchie est maintenue par un bandage, et l'avant-bras placé sur un coussin élevé.

Aucun accident n'a suivi cette opération. Au bout de six jours, la réunion était presque complète, et la jeune fille commençait à fléchir l'index. En moins de quinze jours, la cicatrisation était entièrement achevée, et la malade sortait, après avoir recouvré les mouvements perdus.

Ce fait démontre qu'il est possible, quand un des bouts tendineux a contracté des adhérences solides avec la cicatrice cutanée, tandis que l'autre est libre et rétracté, de réunir ce dernier à la même cicatrice, pour rétablir la continuité du tendon.

La simple suture de l'extrémité tendineuse restée libre avec la cicatrice extérieure, est une opération moins compliquée que celle qui consiste à dégager les bouts du tendon de toutes leurs adhérences, pour les suturer ensuite l'un à l'autre. Aussi au bout de combien peu de temps la guérison complète a-t-elle été obtenue chez la malade de Chassaignac ! Mais il faut, pour être autorisé à recourir à cette pratique, que les mouvements à exécuter soient peu pénibles. S'il s'agissait d'un individu se livrant à des travaux qui demandent de grands efforts musculaires, la cicatrice cutanée intermédiaire aux deux bouts du tendon, ne pourrait pas supporter des tractionsaussi considérables et se romprait inévitablement. Il est impossible de mettre en parallèle la solidité d'un tissu de cicatrice cutanée avec celle d'un cordon fibreux.

Manuel opératoire. — Le manuel opératoire qu'on devra employer est celui qui est décrit dans l'observation de Chassaignac : Faire une ouverture aux téguments, en enlevant un lambeau cutané au-dessus ou au-dessous de la cicatrice, dans le point opposé à celui où le bout tendineux lui est adhérent. Rechercher, au moyen de cette incision, le segment tendineux resté libre. Le réunir à l'autre extrémité de la cicatrice, à l'aide de quelques points de suture. Laisser les chefs du fil pendre en dehors de plaie. Recouvrir celle-ci avec le lambeau extérieur, qu'on ramène et maintient à l'aide de quelques points de suture enchevillée ou plus simplement entrecoupée. Bandage ouato-silicaté.

Mais, encore une fois, il ne faut imiter la pratique de Chassaignac qu'avec la plus grande prudence.

Il est avantageux de donner le plus souvent la préférence à la suture tendineuse proprement dite.

3° *Cas de division tendineuse ancienne ou récente, où les bouts sectionnés ne peuvent pas être mis en contact, soit par perte de substance trop considérable, soit pour toute autre cause.* Nous avons montré que la méthode à suivre pour suturer les tendons, c'est de rapprocher les deux bouts écartés et de les maintenir en contact l'un avec l'autre. Pour arriver à ce résultat on doit aller à la recherche du bout central, en s'aidant d'un grand nombre de moyens, depuis l'anesthésie par l'éther ou le chloroforme jusqu'au débridement de la gaîne. Mais il peut se faire que l'écartement soit tel qu'il devienne impossible de débrider les gaînes, dans une étendue aussi grande, sans s'exposer à voir se développer des accidents inflammatoires plus ou moins graves. En outre, si des adhérences se sont formées très-profondément entre l'extrémité tendineuse rétractée et les tissus de voisinage, la compression du muscle, l'éthérisation, etc, resteront sans résultat. Il peut arriver encore que le traumatisme qui a amené la division du cordon tendineux ait fait éprouver à ce dernier une perte de substance plus ou moins considérable. Dans ce cas, le tendon devient plus court et il est quelquefois impossible de pouvoir mettre en contact ses deux surfaces de section.

La chirurgie ne saurait rester désarmée devant cette difficulté. Plusieurs moyens ont été employés pour y remédier : ils varieront du reste suivant les circonstances.

C'est ainsi que le professeur Léon Le Fort dut chez son malade (observ. I) réunir deux bouts tendineux périphériques à un même bout central.

Procédé de suture par anastomose. — Souvent il ne reste au niveau de la plaie aucun bout tendineux central, dont on puisse disposer comme dans le fait de M. Le Fort. Il faut alors (Denonvilliers), pour rétablir les mouvements perdus, suturer les bouts périphériques avec un tendon voisin. Il existe un assez grand nombre d'observations qui prouvent que de cette manière les mouvements peuvent parfaitement être rendus.

Dans une plaie intéressant le tendon extenseur du médius avec perte de substance, ce qui rendait la suture impossible, Missa (1) réunit le bout digital avec le tendon de l'annulaire, et vit sa tentative suivie d'un plein succès.

Depuis, on a eu l'occasion d'imiter l'exemple de ce chirurgien avec non moins de bonheur dans des cas analogues. L'opération est des plus simples. Il suffit de pratiquer sur la partie latérale du tendon, auquel on veut unir l'extrémité tendineuse divisée, une petite plaie ; on n'a plus ensuite qu'à fixer avec un fil métallique le bout tendineux cruenté à cette portion avivée du tendon normal. Il est inutile de rappeler qu'il faudra pratiquer ce point d'avivement à la hauteur voulue pour que le segment du tendon suturé ne soit ni trop tendu ni dans le relâchement. Puis l'on place quelques points de suture, et on termine l'opération comme dans les cas de ténorrhaphie ordinaire.

Il serait peut-être préférable d'avoir recours à un procédé non moins simple, qui consiste à pratiquer à travers le tendon normal choisi pour suppléer la portion musculaire du tendon sectionné, une boutonnière dans laquelle on introduit l'extrémité du segment périphérique de la corde fibreuse divisée. Il ne reste plus qu'à appliquer ensuite des points de suture avec un fil d'argent. S'il arrivait que plusieurs tendons fussent divisés, dont il serait impossible de trouver les bouts supérieurs, on pourrait à travers la même boutonnière, faire pénétrer tous les bouts périphériques, et les y fixer à l'aide de points de suture.

Tel est le manuel opératoire que MM. Tillaux et Duplay ont eu l'occasion d'employer, les deux observations qui suivent montrent avec quel succès.

---

(1) Missa. Gazette salutaire 1770. Cas rapporté par Velpeau, Malgaigne, etc.

Observation XV. (Tillaux) (1).

M. le Dr Tillaux présente à la Société de chirurgie un malade opéré par lui. Par suite d'un coup de crochet reçu sur la main droite, il y avait eu arrachement des tendons des extenseurs de l'annulaire et du petit doigt. Cicatrisation de la plaie. Un mois après, entrée à l'hôpital avec le petit doigt et l'annulaire fléchis dans la paume de la main. Application du bandage d'Esmark. M. Tillaux ne pouvant trouver que les bouts périphériques des tendons, fait une greffe par anastomose. Pour cela, il découvrit le tendon extenseur du médius, le saisit avec une pince à griffes, et y fit une boutonnière dans laquelle il introduisit les bouts des tendons lésés, après les avoir rafraîchis, et même un peu grattés avec le bistouri. Le tout fut maintenu par une suture métallique, et le membre fut entouré d'ouate et immobilisé. Au bout de 15 jours, la nouvelle plaie était guérie. L'opération a été pratiquée en novembre 1874, et aujourd'hui (20 janvier 1875), les deux doigts ont recouvré leurs mouvements d'extension.

Cette observation est intéressante, car elle montre, une fois de plus, qu'on ne doit pas être désarmé devant l'ancienneté d'une section tendineuse pour tenter la suture, qu'il s'agisse de pratiquer une ténorrhaphie ordinaire ou qu'on doive avoir recours au procédé de réunion par anastomose. M. Tillaux s'efforça de rafraîchir les extrémités calleuses des tendons qu'il voulait suturer, et il poussa la précaution jusqu'à gratter ensuite avec un bistouri les surfaces avivées. Semblable excès de soin nous paraît tout à fait inutile. Même en négligeant de pratiquer l'avivement préalable des bouts tendineux, il est très-probable qu'on n'en obtiendrait pas moins, dans un cas analogue, un succès aussi complet.

Du fait de M. Tillaux on peut encore tirer cet enseigne-

(1) Tillaux. *In* Bulletins de la Société de chirurgie, séance du 20 janvier 1875. Observ. rapportée dans la thèse de Rouanet, p. 23.

ment que le processus cicatriciel n'est pas retardé dans les
sutures par anastomose. Quinze jours peuvent suffire pour
amener une cicatrisation complète.

Obs. XVI. (S. Duplay) (1). — Suture tendineuse par anastomose.

Malade âgée de 36 ans qui, en faisant une chute, avait eu le pouce
droit pris et tiraillé dans un paquet de cannes qu'elle portait. Le
pouce était resté fléchi dans la paume de la main et ne pouvait être
relevé. M. Duplay vit la malade six semaines après l'accident. Le
long extenseur du pouce ne remplissait plus sa fonction. Le long
abducteur avait conservé ses mouvements, mais le court fléchisseur
n'agissait plus que très-peu.

A la face dorsale, au niveau de la tabatière anatomique, existait
une petite saillie douloureuse qui semblait se mouvoir dans les
flexions exagérées du pouce.

M. Duplay porta le diagnostic de rupture sous-cutanée du tendon
du long extenseur du pouce. Le 14 septembre ayant découvert le bout
périphérique du tendon, il dût prolonger l'incision jusque sur le milieu
de l'avant-bras pour trouver le bout central, mais il ne put les rapprocher à plus de 6 centimètres. Il fit alors une boutonnière à travers le
tendon du premier radial externe, et y introduisit l'extrémité rompue
du tendon qu'il sutura avec un fil d'argent. La main fut maintenue
immobile à l'aide d'une suture plâtrée palmaire. Il y eut quelques
menaces de phlegmon qui cédèrent après que les sutures superficielles
eurent été enlevées. Le 6 octobre, l'appareil plâtré fut également
enlevé. Il y avait de la raideur et du gonflement des doigts qui avaient
disparu peu de jours après, et le pouce commençait à se relever. Le
30 octobre, la suture métallique fut enlevée. Aujourd'hui il reste
encore un peu de raideur de la main, mais la malade déclare qu'avant
l'accident elle ne pouvait pas étendre complètement les doigts.

La plupart des considérations qui ont été présentées à
propos du fait de M. Tillaux, peuvent s'appliquer égale-

(1) S. Duplay. *In* Bull. de la Société de chirurgie, séance nu 29 novembre 1876.
Gazette des hôpitaux, 1876, p. 1117.

ment à l'observation précédente. On peut y remarquer en outre avec quelle facilité M. Duplay fit disparaître les accidents inflammatoires qui commençaient à se produire en enlevant simplement les sutures superficielles, ce qui démontre une fois de plus la nécessité de ne pas réunir exactement les téguments.

Procédé de M. B. Anger. — D'après le plus grand nombre des praticiens, il est nécessaire de pratiquer la suture par anastomose, non-seulement quand on ne peut retrouver le bout central du tendon divisé, mais il faut encore recourir à ce moyen, quand il est seulement impossible d'amener une juxtaposition parfaite entre les deux surfaces de la section.

M. B. Anger propose, dans ce cas, de suturer à distance les bouts tendineux divisés. A cet effet, le chirurgien commence par dégager les deux segments tendineux de toute adhérence, puis, à l'aide d'une position favorable imprimée au membre, il cherche à diminuer autant que possible l'écartement des deux extrémités sectionnées.

A l'aide d'un fil métallique armé d'une aiguille, il traverse un des bouts tendineux d'avant en arrière, puis l'autre bout d'arrière en avant. Après quelques tractions sur les chefs du fil, il fixe ceux-ci par quelques tours de torsion. Comme un intervalle doit toujours exister entre les deux portions du tendon, il est inutile d'aviver au préalable leurs extrémités.

Voici d'ailleurs l'observation détaillée du malade opéré par M. Anger.

OBSERVATION XVII. (B. Anger) (1).

Au mois de juillet 1875, entrait dans mon service à l'hôpital Saint-

(1) B. Anger. Gazette des hôpitaux, 1875, p. 148.

Antoine, un homme adulte qui avait eu les tendons extenseur commun et extenseur propre du petit doigt, divisés 6 mois auparavant par un instrument tranchant. Le médecin appelé s'était contenté de panser la plaie sans tenter la réunion des tendons qui s'étaient écartés et cicatrisés isolément, laissant le petit doigt entièrement privé de son mouvement d'extension et fléchi d'une façon permanente sur la paume de la main.

Le malade me pria de tenter une opération ayant pour but de remédier à cette infirmité, et j'y consentis volontiers, connaissant quelques observations intéressantes de réunion de tendons divisés depuis longtemps, dans lesquelles MM. Sédillot, Syme, etc., avaient pratiqué la réunion avec succès. Un insuccès ne pouvait rendre la situation plus mauvaise, les mouvements du doigt étant complètement perdus.

Le malade fut anesthésié à l'aide du chloroforme, et je pratiquai sur le bord cubital du dos de la main une incision longitudinale de 10 centimètres.

Les tendons de l'extenseur commun et de l'extenseur propre furent reconnus isolés. Les extrémités de ces tendons étaient écartées d'environ 6 centimètres et très-adhérentes au tissu fibreux de la cicatrice Elles ne présentaient point de renflements indiqués dans les observations de quelques chirurgiens.

J'isolai les tendons des tissus du voisinage, et je passai dans leur épaisseur un fil d'argent, sur lequel j'exerçai quelques tractions, espérant mettre les deux surfaces de section en contact ; résultat que je ne pus obtenir. En mettant la main dans l'extension à l'aide d'une palette, et en exerçant une traction sur les fils, je parvins cependant à faire diminuer, d'une façon considérable, l'espace qui séparait les deux extrémités des tendons ; mais cet espace ne put être réduit à moins de 2 centimètres ; les fils métalliques furent repliés, et la plaie pansée avec un plumasseau de charpie imbibée de vin aromatique.

Bien que peu satisfait du résultat obtenu, j'espérais cependant que l'inflammation amènerait la formation d'une cicatrice assez forte pour réunir à distance les tendons par un tissu intermédiaire, ce qui pourrait permettre au doigt de reprendre ses mouvements.

La plaie se couvrit rapidement de granulations, et 3 semaines après l'opération, les fils tombèrent d'eux-mêmes et furent trouvés dans le pansement. La cicatrisation ne se fit pas longtemps attendre et je pus constater alors, en enlevant l'attelle palmaire, que le doigt auriculaire conservait sa rectitude et atteignait ainsi aux limites de son extension.

La flexion était devenue un peu difficile, mais après quelques semaines d'exercice, elle était revenue un peu moins facile cependant que pour les autres doigts. L'opération a donc eu un résultat satisfaisant, puisque le malade a recouvré les mouvements de son doigt, qui, sans cette heureuse intervention de l'art, étaient à jamais perdus.

Cette observation, dit en substance M. B. Anger, montre qu'il ne faut point désespérer d'obtenir une terminaison heureuse, même quand il est impossible d'établir le contact des extrémités divisées des tendons.

On devra donc mettre à nu les tendons vicieusement consolidés, et les réunir à l'aide de fils métalliques passés dans leurs parties sans se préoccuper beaucoup de l'avivement, dans le cas où les tendons peuvent être mis au contact, et conserver encore beaucoup d'espoir dans le cas où leur réunion ne peut être que médiate, car le bourgeonnement du tissu cellulaire suffit à la soudure et la réunion à distance s'obtient aussi facilement que dans les observations ordinaires de ténotomie, où le tendon se trouve en réalité allongé, tout en conservant sa continuité et ses fonctions.

Ainsi, d'après M. B. Anger, la suture devra être employée non pas tant comme moyen d'amener une réunion tendineuse par première intention, mais bien pour faciliter simplement la marche du processus cicatriciel qui se produira absolument comme dans les cas de ténotomie. Seulement l'écartement sera moins grand, et partant plus vite et plus sûrement comblé par le tissu intermédiaire de nouvelle formation, chargé de rétablir la continuité de la corde tendineuse.

Ne pourrait-on pas rapprocher ce procédé de M. B. Anger

de celui de Maynaert rapporté dans Meekren, et que nous avons exposé plus haut ?

Procédé de D. Mollière (vaginoplastie tendineuse). — On ne peut avoir recours à la pratique de M. B. Anger que dans les cas où les extrémités tendineuses sont très-peu éloignées l'une de l'autre.

M. Daniel Mollière (de Lyon) a imaginé un procédé extrèmement ingénieux qui permet de rétablir la continuité d'un tendon, même dans les cas où l'écartement des deux bouts divisés est considérable.

Ce procédé consiste à reconstituer la gaine tendineuse, à en pratiquer l'autoplastie. M. Mollière désigne cette opération sous le nom de *vaginoplastie tendineuse*. Ce néologisme est très-heureusement trouvé pour désigner le procédé nouveau du jeune et habile chirurgien de Lyon.

On commence d'abord par détruire les adhérences qui peuvent fixer les tendons soit à la cicatrice cutanée, soit aux tissus ambiants ; puis, par une dissection minutieuse, on recherche les débris de la gaine, à l'aide desquels on reforme une autre gaine, un cylindre complet fermé de toutes parts, et qui s'étend d'un des bouts divisés du tendon à l'autre.

Dans l'intérieur de cette gaine ainsi reconstituée, il se développe bientôt un cordon solide qui rétablit complètement la continuité du tendon, et grâce auquel tous les mouvements perdus sont bientôt récupérés. Ce cordon dur, résistant n'est autre chose que du tissu tendineux de nouvelle formation.

Quant au bandage à employer, il consiste toujours dans la suture incomplète des lèvres de la plaie extérieure, et dans l'application d'un appareil silicaté.

Oas. XVIII. (Daniel Mollière) (inédite.) — Plaie avec perte de substance du cubital antérieur. Autoplastie de la gaîne tendineuse ; reproduction du tendon. — Guérison.

Le nommé Antoine, âgé de 44 ans, entra à l'Hôtel-Dieu de Lyon, dans mon service, le 25 août 1874.

Huit jours auparavant, il s'était fait une large plaie au niveau du cubital antérieur dont le tendon avait été sectionné.

Le bout supérieur avait été réséqué sur une longueur de 3 centimètres environ par les personnes qui lui donnèrent les premiers soins. J'ignore absolument pourquoi. Bref, quand le malade me fut confié, il y avait une plaie en surface plate, à ciel ouvert, dans laquelle l'extrémité inférieure du tendon paraissait dénudée et en voie d'exfoliation. Le membre fut ischémié après anesthésie.

Je ne retrouvai l'extrémité supérieure du tendon qu'à 4 centimètres au-dessus de la plaie. La suture était impossible. Je pris alors le parti de reconstituer la gaîne tendineuse. Je détachai, à cet effet, les adhérences de la cicatrice cutanée, j'avivai les bords de la plaie et je parvins à faire, avec les débris de la gaîne ancienne et la membrane granuleuse, une gaîne fermée de toutes parts. Le membre fut immobilisé dans l'ouate. Il n'y eut presque pas de suppuration ; je plaçai vers le dixième jour un appareil silicaté, avec lequel le malade quitte l'Hôtel-Dieu.

Je l'ai revu un mois plus tard. On enleva l'appareil, et la plaie était cicatrisée, la continuité du tendon rétablie. — Il y a donc eu, dans ce cas, reproduction du tendon par autoplastie de la gaîne, absolument comme il y a reproduction osseuse quand on pratique l'autoplastie périostique.

Le succès obtenu par M. D. Mollière est d'autant plus important que l'autoplastie de la gaîne avait été pratiquée dans des conditions en apparence plus défavorables. L'étendue de l'écartement tendineux était au moins de quatre centimètres. En outre, le bout périphérique était en voie d'exfoliation. La cicatrisation n'en fut pas moins parfaite, au bout de très-peu de temps. Ce qui prouve que, même en cas de perte de substance tendineuse considérable, on peut encore obtenir la conservation des mouvements, si l'on peut arriver à reconstituer la gaîne du tendon.

Devra-t-on toujours donner la préférence à la vaginoplastie tendineuse sur la ténorrhaphie par anastomose? Chacune de ces deux méthodes a ses avantages et trouve ses indications : si l'on peut parvenir sur la portion centrale du tendon, et surtout s'il est possible de retrouver encore les débris de la gaîne, on devra pratiquer la vaginoplastie. Dans le cas contraire, il faut recourir à la suture par anastomose.

En agissant d'après l'un ou l'autre de ces procédés, on arrivera toujours au résultat désiré, c'est-à-dire le rétablissement des mouvements que la section d'un ou de plusieurs tendons avait fait disparaître.

CHAPITRE IV.

MODE DE CICATRISATION DES TENDONS.

Quels sont les phénomènes histologiques qui s'observent dans la cicatrisation des tendons? Par quel mécanisme les deux surfaces tendineuses suturées se réunissent-elles d'une manière aussi intime? Est-ce le tendon lui-même qui a ourni les matériaux qui ont servi à sa réparation, sont-ce au contraire les tissus environnants, tels que la gaîne cellulaire? ou bien n'est-ce par aucun de ces deux mécanismes que le processus régénérateur s'est effectué, ayant, dans ce dernier cas, son origine dans le sang même extravasé entre les deux bouts tendineux, ou dans un blastème spécial, qui aurait donné naissance à des éléments de nouvelle formation ?

Toutes ces opinions ont été émises, sur l'observation de ce qui se passe sur les animaux, ou dans quelques cas rares où l'on a eu l'occasion de faire des autopsies d'individus morts, quelque temps après avoir subi une ténotomie.

Hunter est le premier qui ait donné une description vraiment sérieuse du mode de réparation des tendons. Pour lui, le sang extravasé entre les deux bouts du tendon devait seul servir de moyen d'union. Puis les particules rouges étaient absorbées, et il restait un liquide particulier, une lymphe coagulable qui se transformait ensuite en matière vasculaire et nerveuse.

Par conséquent un épanchement dans la plaie était chose extrêmement favorable, contrairement à ce que croyaient les anciens qui recommandaient fort d'enlever d'une solution de continuité quelconque les caillots qui pouvaient s'y trouver, sous peine de voir survenir les plus graves accidents.

Cependant Hunter paraît ne pas s'en être toujours tenu à cette manière de voir, et quand il eut l'occasion d'observer sur lui-même les phénomènes qui se passaient au niveau de son tendon d'Achille qu'il s'était rompu en dansant, il ne considéra plus le sang comme le lien qui unissait les deux extrémités tendineuses, mais il plaça la cause de ce fait dans l'épaississement de la gaîne, si l'on en croit ce passage de son livre : « Cette induration du tissu cellulaire devient plus prononcée de chaque côté du niveau de la rupture et contribue à maintenir le tendon à sa place. (1) » Toutefois, le fond même de la théorie de cet

(1) Hunter, œuvres complètes, traduct. Richelot, t. 1, p. 493 et p. 434.

illustre physiologiste, c'est encore l'action prédominante du caillot et de cette lymphe coagulable, bien peu différente de cette lymphe plastique qui devait jouer un si grand rôle plus tard avec Velpeau et beaucoup d'autres chirurgiens. A la page 419 du même livre on trouve ce passage qui montre clairement cette analogie : « Cette matière coagulable n'est pas simplement de la lymphe coagulable telle qu'elle est quand elle est en circulation, mais elle en diffère un peu, en vertu d'un changement qu'elle a subi dans son passage à travers les vaisseaux enflammés qu'elle a traversés. »

En 1837, Stromeyer, sans regarder, ainsi qu'Hunter, le sang comme l'unique agent de la cicatrisation, admit seulement qu'il se fait au niveau d'une division tendineuse le même travail adhésif que dans les réunions de plaies par première intention. Stromeyer avait d'ailleurs des idées très-vagues à ce sujet, n'ayant pas eu l'occasion d'expérimenter sur des animaux, ni de pratiquer des autopsies d'individus morts après une ténotomie.

En 1839, Ammon, se basant sur des expériences, soutint la doctrine de Hunter.

Vincent Duval, comme Delpech, admit aussi la présence d'une substance intermédiaire qui devait produire la cicatrisation.

Les idées de Hunter devaient être acceptées par la plupart des observateurs, toutefois ce n'était pas la seule théorie qui fût soutenue.

En 1837, Bouvier (1) était déjà revenu sur l'épaississement de la gaîne tendineuse et du tissu cellulaire ambiant, dont le physiologiste anglais avait déjà parlé, et il résumait ainsi son opinion sur le rôle de cet épaississement de

—

(1) Bouvier Bulletins de l'Acad. de méd. 1837, t. VII, p. 440.

la gaîne : « Ces faits me paraissent démontrer que la formation nouvelle est due à ce que le tissu cellulaire ambiant, d'abord converti en un canal à parois contiguës, qui se change peu à peu en un cordon de substance fibreuse qui, sans être de même nature exactement que le tendon qu'il supplée, s'est montré, dans tous les cas connus, parfaitement apte à remplir les fonctions... » Il niait en outre l'existence de cette lymphe coagulable de Hunter. Plus tard il dut revenir sur cette dernière assertion, mais il n'en continua pas moins à considérer la gaîne seule comme pouvant unir les deux bouts sectionnés du tendon.

S'expliquant sur la petite nodosité qu'on observe au niveau du point de jonction des deux segments tendineux, il la regarda comme formée par une expansion des fibres propres du tendon qui se renfle en massue. Malgaigne, plus tard, ne voulut pas admettre sur ce point les idées de Bouvier, et, par une section de cette nodosité, il vit que le tendon lui-même était à peine accru en épaisseur, et que «presque toute la tumeur était formée par un engorgement circulaire de la gaîne qui enveloppait chaque extrémité du tendon comme le cal provisoire enveloppe les fragments osseux. » Nous retrouverons cette analogie entre les phénomènes de la réunion tendineuse, et la production du cal osseux, développée par Demarquay.

La théorie de Bouvier ne compta pas un grand nombre d'adeptes. Seule la doctrine du Blastème devait être acceptée par la majorité des observateurs. Aussi nous la voyons d'abord soutenue par Henle, puis brillamment formulée par Ch. Robin, adoptée en Angleterre par Paget, par Adam, par Brodhurst, en France par M. Léon Le Fort et bien d'autres ; en Allemagne, mais avec quelques modifications, par Thierfelder, par Boner, etc.

« Les blastèmes, dit M. Robin (1), sont des liquides de
formation, c'est-à-dire servant à la génération des éléments anatomiques qui naissent à leur aide, et à leurs dépens. Ils proviennent soit des plasmas laissant exsuder
certains de leurs principes au travers des parois des capillaires, soit des éléments anatomiques déjà nés, laissant
exsuder certains des principes immédiats liquides dont ils
sont imbibés..... Contrairement à ce qui a été admis, la
composition immédiate des blastèmes diffère de celle du
plasma qui en a fourni les matériaux..... »

Ce blastème serait exsudé entre les deux bouts cruentés
du tendon, et donnerait naissance à des éléments nouveaux
qui s'y formeraient de toutes pièces. Ces éléments nouveaux, par une évolution spéciale, finiraient par reproduire, par reconstituer le tissu même d'un tendon normal.

Cette doctrine fut favorablement accueillie par un grand
nombre de chirurgiens et de micrographes en France et à
l'étranger, mais elle ne fut pas toujours acceptée sans subir
certaines modifications tendant à la concilier soit avec les
idées de l'ancienne école de Hunter, soit avec celles des partisans de la prolifération.

Thierfelder, en Allemagne, s'éloignait de cette théorie du
Blastème, telle que nous venons de la décrire, en ce sens
que pour lui le sang s'épanchait d'abord, et tandis que ses
parties solides s'organisaient pour devenir substance intercellulaire, sa partie liquide jouait le rôle de Blastème, au
sein duquel se développaient des cellules embryo-plastiques.

Boner, en 1854, faisait également jouer au sang épanché un rôle considérable. Nous résumons ainsi les conclu-

____

(1) Robin. Traité des humeurs. Paris, 1807, p. 72.

sions de cet auteur : « Les globules rouges commencent à se détruire, et dans la masse d'aspect granuleux et rouge du caillot. il se produit des cellules rondes munies de noyaux. Une fois formées dans ce caillot qui leur a servi de blastème, ces cellules s'allongent, s'effilent, se réunissent par leurs extrémités. Quant au caillot, il se décolore et se transforme en substance intercellulaire présentant des stries longitudinales, ce qui donne à ce tissu l'aspect d'un tendon normal. A la fin de la seconde semaine, l'organisation du caillot est terminée, mais il lui faut encore 3 ou 4 semaines pour atteindre la consistance, la dureté des tendons. (1) »

Les idées de Thierfelder et de Boner constituaient en quelque sorte une théorie mixte. Pour eux, comme pour Hunter, il devait y avoir entre les bouts sectionnés d'un tendon, épanchement de sang. C'était une condition essentielle pour que la cicatrisation pût se produire ; mais en même temps, comme pour Ch. Robin et son école, des cellules nouvelles naissaient spontanément aux dépens du plasma du caillot, qui jouait alors le rôle de blastème.

En Angleterre, Paget, Adam et Brodhurst adoptèrent la théorie du blastème, en la dégageant de toute modification. Voici d'ailleurs les paroles mêmes d'Adam à ce sujet : « Toutes les recherches faites sur la régénération tendineuse confirment en général les résultats, les conclusions de M. Paget qui a déduit de ses nombreuses expériences sur les animaux des considérations importantes sur le processus de la régénération des tendons. Ces recherches démontrent l'influence *de la présence d'un épanchement san-*

(1) Boner. Sur la régénération des tendons (Virchow's, Arch. t. VII, p. 162).

guin ou d'un processus inflammatoire *qui empêchent plutôt qu'ils ne favorisent la régénération du tendon.* »

M. Léon Le Fort, en 1866, se rallia également à l'opinion de ces auteurs anglais, et comme eux s'efforça de suivre la doc‑trine du Blastème, telle qu'elle avait été conçue primitive‑ment. M. Le Fort eut l'occasion d'exposer ses idées sur cette question dans une série d'articles qu'il fit paraître dans la *Gazette hebdomadaire* en 1866, à propos de cette fameuse dis‑cussion provoquée par J. Guérin à l'Académie des sciences sur le traitement des plaies.

Une autre modification importante fut apportée en 1868 par Bizzozero à la théorie de MM. Robin et Le Fort. Bizzozero essaya de concilier le blastème et la prolifération cellulaire. Il reconnaissait bien qu'un blastème s'interposait entre les deux extrémités cruentées du tendon, mais il niait que des cellules pussent s'y former spontanément. Ce liquide spé‑cial ne devait servir qu'à recevoir des cellules particulières douées de mouvements amiboïdes, actives, dont l'origine se trouvait dans le tissu cellulaire qui entoure les bouts tendineux, dans la gaîne également de nature cellulaire qui tapisse l'espace laissé libre par la solution de conti‑nuité, et enfin, mais en très-petite proportion, dans le tissu conjonctif des extrémités tendineuses. « Les cellules à mou‑vements amiboïdes ajoute cet auteur (1), sont rapidement emprisonnées dans la substance fondamentale amorphe qu perd son caractère d'homogénéité, devient fibrillaire. Les fibres, suivant la direction des cellules, présentent à peu près la direction des fibres du tendon primitif. Le cordon qui en résulte s'unit aux deux bouts du tendon plus gros et demi-transparent... » Quant aux cellules amiboïdes, elles subissent des transformations, passent par l'état de

(1) *Gazette hebdomadaire*, 1868, p. 462.

corps fibro-plastiques, puis revêtent tous les caractères du tissu conjonctif adulte. « Le nouveau tissu tendineux est dès lors constitué. Il ne diffère de l'ancien que par le le nombre plus considérable de cellules et la disposition moins régulière des faisceaux de fibres (1). »

A côté de la théorie du blastème, s'est élevé le système de Cohnheim soutenu par Billroth. D'après Cohnheim, les globules blancs du sang sont les seuls agents de toute réparation, de toute cicatrisation. Ils sortent des vaisseaux par diapédèse, et donnent ensuite naissance aux cellules embryo-plastiques, puis passent par l'état de corps fibro-plastiques, et enfin se transforment en fibres lamineuses parfaites.

Telles sont les deux grandes doctrines, celle du blastème, et celle de la diapédèse qui, en France, recrutèrent le plus grand nombre de partisans, malgré quelques efforts qui furent tentés pour revenir aux idées de Hunter, mais qui n'ont été que des tentatives isolées et sans résultat.

En 1864, Jobert (de Lamballe) essaya de faire revivre la doctrine de l'illustre physiologiste du siècle dernier, mais én la modifiant un peu, pour la rendre plus acceptable. C'est ainsi qu'il ne regarda plus la lymphe coagulable comme

(1) Cette même année 1868, M. J.-D. Feltz, de Strasbourg, dans sa thèse inaugurale, développa des conclusions qui doivent être mentionnées aussi à propos de la théorie du Blastème. Voici en quoi elles consistent :

1° Après la section du tendon d'Achille, il y a un épanchement sanguin le plus souvent peu abondant.

2° La gaîne s'infiltre, s'épaissit par un exsudat : cet exsudat se fait également près du bout des tendons sans que ceux-ci se gonflent.

3° Au bout du troisième ou du quatrième jour, il se développe dans l'exsudat, des cellules fusiformes qui ne dérivent ni des globules blancs, ni des cellules plasmatiques.

4° Ces cellules se transforment en fibres, en même temps que la petite quantité de sang épanché disparaît.

5° Il se forme du véritable tissu tendineux.

l'unique moyen d'union qui devait réunir les deux extrémités sectionnées du tendon, mais il réserva cette pro-
priété unissante à la fibrine seule qui, en s'organisant, devait produire un tissu identique au tendon lui même.

A cette différence près, le fond même de la théorie de
Hunter était conservé. C'était toujours le sang qui jouait
le principal rôle. Voici d'ailleurs quelles étaient les conclusions de Jobert : «Le sang passe, pour s'organiser, par quatre périodes : 1° période liquide, 2° passage de l'état liquide
à l'état de caillot ; 3° transformation du caillot en fibrine
organisée ; 4° transformation tendineuse. Telles sont les
métamorphoses que subit le sang dans l'intérieur de la
gaine, sans développement de vaisseaux, et sans mélange
d'une autre substance organique. Le sang fait donc tous
les frais de la régénération tendineuse. »

Aujourd'hui, le système de Hunter, même modifié, est
complètement abandonné.

Nous arrivons maintenant à l'étude des doctrines de
Tucker, Donders et surtout Virchow, qui placent tous les
phénomènes de cicatrisation dans la multiplication des
cellules. « Un tendon, un cartilage, dit Kœlliker (1), ne
croîtront jamais par leur substance interstitielle ; ce sont
toujours leurs éléments figurés qui leur tracent la voie
qu'ils suivront, et qui manifestent aussi nettement toute
l'importance de leur influence déterminante. » De même
que c'est par la prolifération cellulaire que se forme le tendon, c'est aussi par la prolifération cellulaire qu'il se régé-
nérera, s'il vient à être coupé. Tel est le principe sur lequel repose cette théorie. Mais les opinions varient quant
à préciser à quel niveau les éléments stellaires du tissu
conjonctif produisent de nouvelles cellules chargées de la
réparation du tendon.

(1) Kœlliker. Traité d'histologie, p. 72.

Rochas.

7

Guterbock (1) a conclu de ses expériences sur des rats blancs, dont il avait piqué le tendon d'Achille, que, dans la réunion par première intention, les cellules propres du tendon blessé ne prennent aucune part aux phénomènes de sa cicatrisation. Les cellules des faisceaux tendineux sectionnés n'offraient aux yeux de cet auteur aucune altération, rien qui pût rappeler le processus irritatif cellulaire. Mais le tissu conjonctif lâche qui enveloppe le tendon, qui lui sert de gaîne, était le siége d'une néoformation embryonnaire active qui faisait seule les frais de la réparation cicatricielle.

D'autres observateurs, et en particulier M. Demarquay, admirent les phénomènes de prolifération, non-seulement du côté de la gaîne, mais encore dans l'intérieur du tendon lui-même, où, dès le troisième jour, le tissu conjonctif interstitiel devient le siége d'une irritation très-appréciable. Sur une coupe longitudinale des extrémités tendineuses rompues, on constate, d'après ces auteurs, un gonflement des corpuscules fusiformes, puis une multiplication de leurs noyaux. Des éléments nouveaux s'isolent et forment ensuite de longues traînées entre les fibres tendineuses. Ce sont ces éléments qui en s'accumulant produisent le renflement dont nous avons parlé plus haut. « Ces cellules nouvelles, dit Demarquay (loc. cit., p. 180), prennent assez vite la disposition fusiforme, sans être jamais très-allongées, et au niveau de la section s'enchevêtrent avec les éléments analogues que la gaîne a produits. Il se fait ainsi une jonction du tissu conjonctif des tendons avec le tissu nouveau interposé entre les deux bouts, et bientôt la fusion est assez intime pour que la séparation ne puisse pas être opérée par la traction... »

(1) Archiv. fur path. anat. and. Phys., 41, liv. III.

Mais en même temps que ces phénomènes se passent du côté du tendon lui-même, la gaîne agit activement, à la manière d'un périoste. Cette comparaison entre le périoste et la gaîne tendineuse, cette analogie entre ces deux membranes, au point de vue de leurs fonctions réparatrices, a été très-bien développée et défendue par Demarquay ; mais l'idée première n'en était pas de lui. Déjà Demeaux, en 1862, avait présenté à l'Académie des sciences un travail dont les conclusions étaient formulées ainsi : « Les tendons se régénèrent, se reproduisent au moyen de la membrane péri-tendineuse, comme l'os se reproduit par la membrane périostique, comme une artère lésée se régénère, si la suppression de l'impulsion de la colonne sanguine lui en laisse le temps, par sa tunique externe, comme le muscle par sa membrane périmusculaire,.... etc. »

L'auteur de la régénération des organes et des tissus modifia, développa cette manière de voir, en fit une théorie complète, et c'est cette dernière qui pour lui devait être considérée comme l'expression véritable des phénomènes de réunion des tendons.

Voici donc, en résumé, ce que constatait Demarquay, au niveau de la gaîne tendineuse : Deux jours après la section du tendon, il se forme à la surface interne de cette gaîne, et parfaitement adhérente à elle, une matière molle, gélatineuse, contenant quelques cellules de nature indéterminée (ce qu'il est uniquement possible d'affirmer, c'est que ce ne sont pas des corpuscules conjonctifs), qui se transforment bientôt en granulations graisseuses. Cette matière gélatineuse ne doit pas être considérée comme un produit de sécrétion, comme un exsudat, mais bien comme constituée par les couches les plus internes de la gaîne elle-même, dont les éléments sont gonflés, infiltrés, et dont les corpuscules conjonctifs entrent en prolifération. Les noyaux se segmentent, sont mis en liberté. Ils paraissent alors au milieu de cette substance gélatineuse, sous forme de noyaux ovoïdes, à contours assez nets. Plus tard, en même temps que l'infiltration de la substance gélatineuse diminue, ces noyaux se transforment en corps fusiformes qui prennent bientôt le caractère de cellules étoilées. Celles-ci se réunissant par leurs prolongements, forment un réseau, un tissu nouveau qui réunit les deux bouts du tendon, et qui englobe le caillot interposé dans la solution de continuité. La substance interstitielle est amorphe. Plus tard elle devient fibrillaire, tandis que les corps étoilés s'allongent, s'amincissent et tendent à se placer parallèlement à l'axe du tendon. Dès lors le tissu cicatriciel, le tendon nouveau est constitué. Le travail de prolifération qui s'est produit au niveau des extrémités tendineuses amène l'adhésion complète de ce tissu de nouvelle formation avec le tendon lui-même. Quant au caillot, sa partie liquide se résorbe, et ses globules se détruisent, subissent la transformation graisseuse, et, finalement, constituent une petite tache ocreuse, qui s'aperçoit au centre de la cicatrice.

Telle est en résumé la théorie à laquelle s'est arrêté Demarquay, faisant ainsi jouer à la gaîne tendineuse le principal rôle dans l'acte de réparation des tendons, et regardant ces phénomènes comme identiques à ce qui se passe au niveau d'une fracture. Le périoste fournit de l'os nouveau, qui comblera la solution de continuité, tandis que les extrémités des fragments osseux subissent un travail particulier, qui amènera leur union intime avec cet os nouvellement produit. Et de même que Flourens a pu écrire : « Enlevez l'os et le périoste, le périoste se reproduira, et reproduira l'os, » Demarquay pourrait dire : « Enlevez le tendon et sa gaîne, la gaîne se reproduira aux dépens du tissu conjonctif voisin, et reproduira le tendon. »

Toute cette étude histologique, qui vient d'être résumée, est le résultat de recherches entreprises sur des animaux ténotomisés ; mais, bien que dans toutes ces expériences il ne soit pas fait allusion à la réunion par première intention des tendons, Demarquay avance que les choses doivent se passer absolument de même dans ce dernier cas. Seulement, comme les deux extrémités tendineuses sont rapprochées, la gaîne aura moins à fournir, et la cicatrisation sera plus rapide.

Voici d'ailleurs les particularités signalées par le même auteur, sur un tendon dont la suture avait amené une réunion complète : « A l'œil nu, la gaîne est fort épaissie ; il y a une infiltration purulente au voisinage des extrémités du fil... Sur une section faite parallèlement à la longueur du tendon, et à ses surfaces aplaties, on aperçoit aux extrémités de la coupe le tendon sain, puis les deux trous, dans lesquels passe le fil de la suture, et entre eux une ligne un peu irrégulière, plus translucide que le reste du tendon. »

Nous avons examiné ces diverses parties au microscope.

Au niveau de *la cicatrice translucide*, on peut distinguer trois zones d'ailleurs très-étroites. Les *deux extrêmes* montrent la structure ordinaire des tendons, c'est-à-dire des faisceaux primitifs séparés par des fibres élastiques et des fibres lamineuses ou corpuscules du tissu conjonctif ; seulement il y a ici multiplication des fibres lamineuses et des fibres élastiques elles-mêmes. On trouve des corps fusiformes et des fibres élastiques à noyaux, dans lesquelles il y a un étranglement du noyau et de la fibre, ou une véritable segmentation. Mais de plus, on trouve, là où existent de rares vaisseaux, un amas de cellules qui rappellent les caractères des leucocytes, et, entre ces éléments, des granulations graisseuses abondantes, qui ressemblent aux corps de Glüge.

La partie moyenne offre un aspect qui rappelle le tissu cicatriciel. On voit un très-grand nombre de corps fusiformes, de fibres lamineuses, de fibres élastiques à noyaux, qui semblent se continuer avec le tissu conjonctif ou lamineux, qui sépare en faisceaux primitifs les deux extrémités tendineuses. Ici encore on trouve quelques leucocytes, mais ils sont bien plus rares que les éléments fibroplastiques et fusiformes.

En résumé : les deux extrémités tendineuses sont réunies par une cicatrice extrêmement fine, linéaire, à peine visible à l'œil nu, et qui, formée par les éléments du tissu fibreux, est en continuité avec le tissu conjonctif ou lamineux qui entoure les faisceaux tendineux et est le siége lui-même d'une multiplication d'éléments.

Au niveau des blessures faites par le fil à suture, on aperçoit également des marques de l'irritation produite.

D'après M. le professeur Ch. Robin (1), l'interprétation des phénomènes qui président au processus de cicatrisation des tendons, telle que l'a donnée Demarquay en 1874, est entièrement erronée, et ne saurait eu aucune façon être admise.

Nous nous en tiendrons donc aux idées émises et très-bien exposées par M. Robin, à l'article *Musculaire* du Dictionnaire encyclopédique, touchant la régénération des tendons, et qui sont encore aujourd'hui l'expression complète et exacte de l'opinion de cet éminent histologiste à ce sujet. Et d'abord. il est nécessaire de décrire en quelques mots la constitution anatomique des tendons, pour mieux comprendre le travail de restauration, qui s'accomplira au niveau des éléments de leurs tissus.

Chaque tendon est composé de faisceaux lamineux ou plu-

____
(1) Ch. Robin. Commun. orale.

tôt fibreux, car ils se distinguent de ceux du tissu lamineux, en ce que leurs fibres ne sont pas onduleuses, mais parallèles, rectilignes, qu'ils ne contiennent presque pas de fibres élastiques ni de matière amorphe dans leur intérieur. Ils se divisent en *faisceaux primitifs* qui ne sont pas séparés les uns des autres par du tissu cellulaire, et qui s'unissent pour former les *faisceaux secondaires*, lesquels formeront de même les *faisceaux tertiaires*. Ces faisceaux secondaires et tertiaires sont enveloppés par de véritables gaînes de tissu lamineux. Il est possible, sur les coupes transversale et longitudinale, de trouver quelques rares fibres élastiques au milieu même des fibres tendineuses. Mais elles sont extrêmement fines, et ne sont subdivisées ni anastomosées comme celles du tissu lamineux. Quelques-unes d'entre elles ont une longueur de 0,05 à 0,08 de millimètre, un peu plus épaisses vers leur partie moyenne, assez souvent bifurquées à leurs extrémités. Avec l'eau bouillante, on peut parvenir à faire réapparaître la forme de leurs noyaux. Ce sont ces fibres élastiques qui ont été appelées *fibres de noyaux* ou *cellules plasmatiques*.

Quant aux *cellules des tendons*, on doit entendre sous ce nom des cellules fibro-plastiques qui ont subi un arrêt de développement, et n'ont pas servi à la genèse de fibres tendineuses. Ces cellules sont emprisonnées entre les faisceaux du tendon, et se rangent en séries assez régulières. Quelquefois elles se segmentent, se placent bout à bout, et cela d'une manière si active qu'elles peuvent former de longues bandelettes.

Ces cellules, dont la véritable origine a été démontrée par MM. Legoff et Ramonat (1), prennent quelquefois les formes les plus diverses.

(1) Legoff et Ramonat. Journal de l'anatomie et de la physiologie, 1875, p. 16, pl. III.

En 1869, M. Ranvier insista beaucoup sur leur organisation. C'est ainsi qu'il les regarda comme enroulées et formant, par la juxtaposition réciproque de leurs bords, de longs tubes.

En 1873, Gruenhagen en donna une autre description. Ces cellules, d'après ce dernier auteur, ne devaient pas être considérées comme des tubes, mais bien comme simplement étalées à la surface des faisceaux. Ranvier revint ensuite sur sa manière de voir, touchant l'existence des tubes, et se rallia à l'opinion de Gruenhagen.

Tout récemment, M. J. Renaut, dans les Archives de physiologie, a tenté de décrire les prolongements latéraux en forme d'aile que possèdent ces cellules, et prétend, grâce à une substance particulière, l'éosine en dissolution, avoir pu suivre d'une manière parfaite la disposition de ces prolongements membraniformes (1).

Niées d'abord par Ranvier, qui les regardait comme une illusion d'optique, Gruenhagen reconnaissait parfaitement l'existence de ces expansions, mais il les regardait comme indépendantes des cellules elles-mêmes, et les considérait comme une enveloppe particulière des faisceaux tendineux, simplement soudées aux cellules par un de leurs bords, mais n'en provenant pas. M. Renault prouve qu'il n'en est rien, et que c'est bien des cellules tendineuses que naissent ces prolongements en forme d'aile. Ceux-ci s'insinuent entre les vaisseaux, pour leur servir de gaîne incomplète, ou remontent à la périphérie du tendon, pour le recouvrir d'une manière plus ou moins imparfaite, et là s'anastomosent avec leurs similaires des traînées cellulaires voisines.

(1) J. Renaut. *In* Archives de physiol. normale et path., 2ᵉ série, t. IV, 1877 p. 211.

Ce travail de M. Renaut ne fait donc que confirmer l'exactitude de la description qu'on trouve de ces expansions cellulaires dans l'article de M. Robin (loc. cit.) : « Ces cellules occupent l'espace compris entre plusieurs faisceaux accolés. Dans la période plus avancée de leur évolution, elles peuvent envoyer des prolongements dans l'intervalle de ceux-ci, et c'est là l'explication de l'apparence d'ailes que présentent les cellules rencontrées chez le rat et autres animaux » (p. 613).

Comme on le voit, les auteurs s'accordent assez pour la disposition qu'affectent les cellules tendineuses; mais là où les avis se partagent, c'est sur la nature même de ces dernières. Elles ne sont en réalité, comme nous l'avons déjà dit, que des cellules fibro-plastiques qui ont subi un arrêt dans leur évolution. En outre, elles ne dépendent pas des parties fondamentales mêmes du tendon, mais appartiennent seulement au tissu cellulaire des cloisons interfasciculaires. Ces dernières, dont il a été question plus haut, sont des prolongements du tissu lamineux, qui enveloppe le tendon. Elles plongent dans l'intérieur de ce cordon fibreux, dont elles entourent, à la manière d'une gaîne, les faisceaux secondaires et tertiaires. Elles contiennent, outre leurs éléments propres, des fibres élastiques, complètement développées, et quelques-unes incomplètement, présentant alors des formes étoilées; des vésicules adipeuses, qui manquent souvent; quelques tubes nerveux anastomosés en plexus, et enfin quelques vaisseaux sanguins.

Ces quelques mots d'anatomie étaient nécessaires pour se rendre compte de la disposition et de la nature des éléments qui constituent le tendon, pour éviter la confusion qui ne peut que résulter au premier abord de la lecture des divers ouvrages, où les mêmes parties reçoivent des noms si différents, et, par suite, pour comprendre aussi facilement que possible la description exacte du processus de régénération des tendons, telle que l'a donnée M. le professeur Robin, et que nous citons textuellement comme conclusion de ce chapitre.

« Les tendons sont susceptibles de réunion immédiate et celle-ci est complète au bout de 5 à 6 jours, après lesquels il ne reste qu'une mince bande grisâtre entre les deux surfaces rapprochées au niveau de la section. Ce qu'on observe alors en premier lieu, c'est un léger gonflement des cloisons interfasciculaires et du tissu lamineux ambiant coupé. Dans ce dernier, on constate à la fois la production d'une certaine quantité de matière amorphe entre les fibres et de cellules fibro-plastiques, devenant bientôt fibres lamineuses complètes, de la même manière que ce qui a lieu lorsque deux séreuses deviennent adhérentes l'une à l'autre. Quant à l'union des fibres lamineuses, des faisceaux tendineux même, elle semble réellement résulter de la production immédiate de substance semblable à la leur, entre les bouts de ces fibres rapprochées l'une de l'autre jusqu'au contact direct. »

Quant à la cicatrisation à distance, le fait, apporté par M. le Dr Mollière, de régénération tendineuse par la vaginoplastie, semblerait, au premier abord, donner raison à la théorie de Demarquay.

Mais ici encore, il semble que les phénomènes qui se produisent sont mal interprétés. On se rappelle que M. B. Anger obtint, en suturant les deux bouts divisés à distance, sans s'inquiéter de reconstituer la gaîne, une régénération complète du tissu tendineux. Mais, dans ce cas, l'écartement qui séparait les deux surfaces de section du tendon était peu considérable. Si l'écartement était au contraire très-prononcé, le travail de cicatrisation ne saurait se terminer par le rétablissement de la continuité du tendon. Il se forme bien alors des prolongements qui partent des extrémités tendineuses, mais malheureusement, n'étant pas guidés, ils plongent dans les tissus voisins, où ils vont se perdre. Il faut donc, dans des cas analogues, diriger ces tentatives de cicatrisation. La gaîne étant reconstituée, les prolongements de nouvelle formation trouveront la route toute tracée, et ils finiront, en remplissant le cylindre formé entre les deux segments du tendon, par rétablir la continuité de ce dernier. La gaîne aura donc une action dirigeante, mais non pas exclusivement productrice, du moins telle que l'entend Demarquay, dans le sens rigoureux du mot. Car il est reconnu aujourd'hui que la gaîne contribue à la cicatrisation en produisant un blastème spécial au sein duquel se développera le nouveau tissu.

Si nous nous écartons de l'avis de M. D. Mollière, qui lui aussi regarde la gaîne comme l'analogue d'un périoste, à l'exemple de Demarquay, c'est sans conséquence pour l'avenir du procédé de vaginoplastie. Il ne s'agit ici que d'une question d'interprétation, question évidemment secondaire, qui ne saurait diminuer en rien la valeur des résultats cliniques.

Voici donc, toujours d'après M. le professeur Ch. Robin, comment les choses se passent dans les cas de *réunion médiate* des tendons : « Dans le cas de réunion médiate des tendons, coupés ou rompus, avec écartement de leurs extrémités au milieu du tissu lamineux ambiant lâche, souvent appelé gaîne tendineuse, on constate d'abord l'épanchement d'une certaine quantité de sang dans la cavité, résultant du retrait des bouts divisés et souvent par infiltration dans le tissu mou avoisinant, qui lui-même s'engage plus ou moins entre ces extrémités. Ce tissu lamineux se congestionne au niveau de cet intervalle et au delà, le long des deux parties du tendon.

Il en est de même des cloisons tendineuses interfasciculaires, ainsi qu'il est aisé de le voir sur des coupes de ces organes, et de là résulte une augmentation plus ou moins prononcée du volume des bouts divisés, ainsi qu'une saillie des cloisons épaissies qui débordent sur les surfaces tranchées...

Ce gonflement est dû à la fois à la congestion des capillaires, et manifestement à la production d'une substance amorphe finement grenue, interposée aux fibres lamineuses et infiltrant en fait le tissu... Du deuxième au quatrième jour, selon les conditions dans lesquelles est faite l'expérience, des éléments anatomiques naissent dans ces portions congestionnées du tissu lamineux appartenant l'une au tissu ambiant cellulaire (gaîne des tendons), l'autre au tendon lui-même (cloisons fasciculaires)...Ce sont d'abord des noyaux embryo-plastiques qui suivent leurs phases ordinaires. Ils deviennent promptement le centre de la génération de corps ou cellules fibro-plastiques... Chacun d'eux devient le centre de la génération des fibres lamineuses nouvelles, restant longtemps encore mêlées de noyaux et de matière amorphe interposée, rougeâtre, finement granuleuse... Dès le 9ᵉ jour, ce tissu nouveau forme un véritable cordon d'un gris rougeâtre... Du 12 au 13ᵉ jour, le cordon est notablement plus dur que le tissu lamineux ambiant, mais moins que le tendon... Vers le 24ᵉ jour, l'aspect strié ou fibreux, longitudinal, du tissu nouveau est devenu très-prononcé ; il en est de même de son adhérence aux deux bouts coupés et de sa ténacité propre... » (1).

(1) Ch. Robin. Art. *musculaire* du Dictionnaire encyclop. des sciences méd., p. 613.

CHAPITRE. V.

PATHOLOGIE GÉNÉRALE.

Nous devons dire maintenant quelques mots sur l'influence des maladies intercurrentes ou des états morbides constitutionnels sur la marche de la cicatrisation des tendons après leur suture.

N'ayant pas eu à observer nous-mêmes des malades s'étant trouvés après une ténorrhaphie exposés à des conditions exceptionnelles et plus ou moins fâcheuses, qui auraient pu modifier le résultat de cette opération, nous serons obligé de nous appuyer sur les faits qui ont été publiés à cet égard. Un seul rentre parfaitement dans notre sujet, et paraît concluant. C'est l'observation donnée par M. X. Delore, de Lyon, qui montre l'influence d'une fièvre éruptive sur le processus cicatriciel des tendons, après leur réunion par première intention à l'air libre.

Cette observation nous montre que, même pendant leur période d'incubation, les fièvres éruptives empêchent absolument la cicatrisation de se produire, et, quel que soit le soin qu'on aurait pris dans l'application des points de suture pour maintenir aussi parfaitement que possible en contact les surfaces tendineueescruentées, on n'obtient aucun résultat.

On ne voit aucun phénomène de réparation se produire sur ces extrémités ainsi juxtaposées. Mais dès que l'éruption cesse, le travail de régénération commence et la cicatrisation, qui a été arrêtée un moment dans sa marche, s'effectue, comme si aucune complication intercurrente n'était survenue, et n'en sera pas moins parfaite ensuite.

Voici d'ailleurs le résumé de l'histoire du petit malade de M. Delore qui, a été publiée dans les bulletins de thérapeutique médicale et chirurgicale (1), et relatée ensuite dans un assez grand nombre de travaux récents.

OBSERVATION XIX. (Delore, de Lyon.)

Il s'agit d'un enfant de 9 ans, d'une bonne constitution, qui entre à l'hôpital de la Charité de Lyon, pour une plaie profonde de la partie postérieure du talon, datant de dix jours. On constate chez le jeune blessé une plaie bourgeonnante dont il est difficile de préciser nettement la profondeur; toutefois, on peut s'assurer que le tendon d'Achille a été divisé.

Pour éviter l'infirmité qu'entraînerait inévitablement cette lésion, on applique, le 3 avril, c'est-à-dire douze jours après l'accident, quatre points de suture métallique, sur la partie postérieure de la circonférence du tendon. On fixe en même temps, à l'aide d'un bandage amidonné, le pied dans l'extension, et le genou dans une demi-flexion sur la cuisse. Cette position devra être conservée tout le temps du traitement. Une fenêtre à la partie postérieure du talon permet de surveiller la plaie et de la panser régulièrement.

A partir de ce moment, le malade va de mieux en mieux. Le 10 mai, unpoint de suture se détache; mais on constate qu'il n'y a eu en ce point aucune adhésion des surfaces tendineuses. Toutefois, grâce à la position imprimée au membre, il n'existe pas d'écartement des parties.

Le 15, l'état général est moins satisfaisant. Il survient de la fièvre, du coryza, du larmoiement. Une rougeole se déclare en même temps que la plaie devient un peu blafarde.

Cependant, vers le 20 mai, l'éruption a presque entièrement disparu. Une suppuration mieux liée se produit dans la plaie, que l'on voit bourgeonner avec activité.

Le 21 juin suivant, c'est-à-dire cinquante-deux jours après son appli-

(1) Delore. *In* Bulletin général de thérapeutique méd. et chirurg., t. LXXV, p. 228.

cation, on enlève le bandage, car la plaie est entièrement cicatrisée et l'on a tout lieu d'espérer que la réunion tendineuse est assez solide à cause du temps assez long d'immobilité complète des jointures du pied, dont l'extension n'a amené qu'une raideur articulaire insignifiante, qui se dissipe assez facilement, grâce aux mouvements progressifs qu'on fait exécuter au jeune malade.

Le mois de juillet est utilisé tout entier pour le rétablissement des fonctions du membre ; et quand, le 4 août, l'enfant sort de l'hôpital, il peut s'élever sur la pointe du pied, bien que toute la puissance musculaire ne soit pas complétement revenue.

Si l'on examine le siége de la lésion, on constate que la saillie du tendon n'est nullement interrompue. Non-seulement on n'observe plus d'écartement, mais à ce niveau, il ne semble pas y avoir le moindre amincissement du tendon. Seulement la cicatrisation secondaire de cet organe le fait adhérer à la peau qui le recouvre, et dans les mouvements étendus du pied, on voit cet organe suivre en partie le déplacement du tendon d'Achille.

Si la suture n'a pas pu, dans le cas que nous venons de rapporter, amener la réunion du tendon divisé, même avant l'apparition de la rougeole, il est évident qu'il faut, à l'exemple de M. Delore, en accuser l'incubation de cette fièvre.

Cependant, comme il ressort des conclusions de l'habile chirurgien de Lyon, il ne faudra pas, dans un cas analogue, se dispenser de pratiquer la suture sur un tendon sectionné, sous prétexte qu'on n'en obtiendra aucun résultat. Les points de suture serviront, au contraire, à maintenir les extrémités avivées en contact, et, la position du membre aidant, la réunion secondaire aura sûrement lieu dès la disparition de la fièvre.

Nous n'avons pas pu trouver d'autres observations de ténorrhaphie, où l'action d'une affection intercurrente ou d'un état général chronique se puisse constater, et cela se comprend aisément, si l'on songe combien peu souvent on a employé la suture des tendons.

On a bien, à la vérité, quelques relations d'autopsies d'individus ayant subi une ténotomie sous-cutanée, et ayant succombé, quelques jours après, à une maladie plus ou moins aiguë, survenue tandis que les phénomènes de cicatrisation des tendons opérés s'accomplissaient normalement. L'examen microscopique permettait ensuite d'observer l'état du tissu cicatriciel, et le degré plus ou moins complet de perfection où était arrivé le processus de réparation.

Mais là, les conditions étaient tout autres que dans le cas particulier qui nous occupe. Les tendons avaient été sectionnés à l'abri du contact de l'air, sous la peau qui avait été entièrement respectée. Et chacun sait comme dans les plaies sous-cutanées la cicatrisation est plus rapide, plus facile que dans les solutions de continuité produites à l'air libre, surtout lorsque ces dernières ont succédé à un traumatisme qui a amené des désordres plus ou moins prononcés dans les parties atteintes, tous accidents qui ajoutent à la gravité du pronostic et qu'on n'a pas à craindre dans une ténotomie sous-cutanée.

Seulement les conclusions qu'il est permis de tirer de la lecture des faits dont nous parlons, c'est que, toutes choses égales d'ailleurs, les tendons sont beaucoup moins sensibles que les autres tissus à l'action des maladies qui peuvent porter une atteinte profonde à tout l'organisme. C'est ainsi que Jobert a pu constater que la cicatrisation était complète chez un individu atteint de pied-bot, dont il avait pratiqué la section du tendon d'Achille et qui était mort cinquante jours après d'une albuminurie. « La dissection minutieuse du tendon nouveau, dit Jobert, a fait reconnaître une structure analogue à celle du tendon d'Achille normal. C'est, en effet, un tissu fibreux avec une couleur terne. Il existait même des fibres tendineuses comme dans le tendon primitif... » Ainsi chez ce malade de Jobert, l'albuminurie qui était arrivée à une période assez avancée pour amener la mort, n'avait pas empêché la production d'un tissu de nouvelle formation, présentant tous les caractères d'un tendon normal.

On trouve encore des exemples de régénérations tendineuses parfaites chez des sujets morts quelques jours après une ténotomie, de dépérissement consécutif, soit à une phthisie, soit à une diarrhée rebelle, soit à tout autre état amenant une cachexie profonde. Il faut pourtant pour réparer une perte de substance, un apport plus considérable, une assimilation plus active de matériaux nouveaux. Il faut que la nutrition de l'organe, dans le tissu duquel doit se produire ce travail de restauration, se fasse mieux. Eh bien, si l'on considère ce qui se passe au niveau d'un tendon sectionné par la méthode sous-cutanée, il semble que le plus souvent le moment où la cicatrisation est achevée ne se fait guère plus attendre chez les malades affaiblis que chez les individus robustes. Et si l'on examine la constitution intime du tissu cicatriciel chez les premiers, on constate encore que ce tissu présente presque tous les caractères qui se montrent dans les conditions normales.

Le résumé suivant d'une observation relatée dans Demarquay en est la preuve.

Enfant âgé de huit semaines. Pied bot. Section du tendon d'Achille, des tibiaux antérieur et postérieur et du long fléchisseur des orteils. — Mort onze jours après cette opération, à la suite d'une diarrhée incoercible.

A l'autopsie, on constata que les extrémités du tendon d'Achille sont éloignées l'une de l'autre d'une distance de 7⁄16 de pouce, *et très-unies cependant par une matière de consistance gélatineuse à peu près d'une couleur rouge de sang*, et présentant une vascularisation très-grande. Les extrémités du tendon, un peu moins consistantes que dans l'état nor-

mal, sont *fermement soudées avec cette matière de nouvelle formation.*
A chacun des bouts du tibial postérieur, écartés de 7\10 de pouce, ou
voit une substance de nouvelle formation d'une consistance ferme, présentant une longueur d'un demi-pouce. Les extrémités du tendon du
long fléchisseur sont éloignées l'une de l'autre d'une distance d'un demi-
pouce et *communiquent par une bande de tissu fibreux,* etc.

Ainsi, chez un enfant profondément débilité par une
diarrhée qui devait amener sa mort, le travail de régénération n'en avait pas moins lieu, et le tissu de nouvelle formation paraissait à peu près analogue à celui qui s'observe
au bout du même temps sur les tendons divisés d'animaux
en expérience.

Quant à l'influence des maladies qui ont pour effet de
modifier profondément l'état du sang et la nutrition des
différents tissus, nous trouvons dans Jobert de Lamballe
la relation d'une autopsie d'un jeune homme de vingt-sept
ans, dont l'histoire pathologique est résumée ainsi :

Pied-bot congénital, — Ténotomie multiple. — Fièvre typhoïde. — Phlegmon
diffus. — Mort.

La dissection eut lieu soixante-sept jours après la section des
tendons d'Achille, des jambiers antérieurs et des extenseurs propres
du gros orteil. On constata que chacun de ces tendons était réuni par
un tissu de nouvelle formation d'une organisation très-avancée, qui
le faisait confondre avec un véritable tendon. Seul, l'extenseur propre
du gros orteil droit et gauche, dont l'écartement d'ailleurs n'avait pas
moins de 4 centimètres, n'offrait pas un processus de réparation aussi
complet.

A la vérité, cette observation ne dit pas à quel moment
sont survenus et la fièvre typhoïde, et le phlegmon diffus.
Cependant, on peut bien en tirer cette conclusion, c'est
que : ou bien la dothiénentérie était apparue quelques

jours après la ténotomie, et, dans ce cas, elle n'avait pas empêché la cicatrisation de se produire ; ou bien elle n'était apparue que plus tard, et lorsque les phénomènes de régénération s'étaient déjà manifestés, et, dans ce cas, elle n'avait pas ramolli le tendon nouveau, comme cela se remarque souvent en pareille occurrence sur d'autres tissus, et en particulier sur le tissu osseux. (Obs. de M. Ollier).

La pneumonie ne semble pas non plus, d'après quelques observations d'Adam, compromettre le succès de la ténotomie sous-cutanée.

Encore une fois, de tous ces faits, nous ne pouvons que conclure ceci, c'est que les tendons offrent beaucoup plus de résistance que les autres tissus aux maladies graves. On pourrait en rechercher la cause dans leur constitution particulière, au point de vue de la vascularisation et de l'innervation. Lors donc que le malade, chez qui on aura pratiqué une ténorrhaphie, contractera une affection intercurrente, qui suffirait à empêcher toute plaie de se cicatriser chez lui, il ne faudra pas désespérer du succès de la suture tendineuse.

Que s'il arrive que celle-ci soit suivie d'insuccès momentanément, les points de suture n'en seront pas moins utiles pour maintenir rapprochés les bouts cruentés du tendon et leur permettre de se cicatriser, aussitôt que les complications retardatrices auront disparu, ainsi que le prouve, d'une manière évidente, l'histoire de l'opéré de M. Delore.

En ce qui concerne l'influence du diabète, nous croyons qu'on ne s'écarterait pas beaucoup de la vérité, en avançant que toute tentative de ténorrhaphie chez un diabétique serait complètement inutile. Tous les éléments de l'organisme sont alors dans un état de mort imminente, et le tissu tendineux ne doit pas échapper à la loi générale.

Chez les individus syphilitiques, la suture tendineuse devra être pratiquée en même temps qu'un traitement au mercure ou à l'iodure de potassium sera institué. La cicatrisation pourra se produire sous l'influence de ces moyens adjuvants. Ne voyons-nous pas les points de suture amener une réunion parfaite sur des organes où l'influence de la diathèse syphilitique se fait spécialement sentir, tels que le voile du palais par exemple, et cela, grâce à l'administration pendant quelque temps d'iodure de potassium?

Le professeur Verneuil cite une opération d'urano-staphylorrhaphie, ayant complètement réussi par ce moyen, chez une femme attteinte de syphilis. (Mémoires de chirurgie, p. 521.) On pourrait multiplier les exemples de ce fait.

La grossesse semble être sans action sur la cicatrisation tendineuse (Obs. IX).

L'érysipèle pourra retarder de quelque temps le processus de régénération de se produire.

Inutile de signaler l'influence pernicieuse de la septicémie et de l'infection purulente.

CHAPITRE VI.

ACCIDENTS IMMÉDIATS OU CONSÉCUTIFS DE LA TÉNORRHAPHIE.

1° *Au niveau du tendon.*

Parmi les accidents qui peuvent s'observer au niveau d'un tendon suturé pendant le cours de la cicatrisation, il faut noter la douleur, l'inflammation, la suppuration et l'exfoliation.

Douleur. — C'est à tort qu'on a accusé la suture de rendre les tendons douloureux. Insensibles à l'état normal, ils conservent ce caractère à l'état pathologique, et, si on a invoqué quelquefois l'inflammation comme cause de l'hyperesthésie d'un tendon, les exemples de ce fait sont tellement rares, à en juger par toutes les observations de ténorrhaphie qui ont été publiées, qu'il est permis de regarder le contraire comme la règle.

Ce n'est pas à dire qu'il faille rejeter d'une manière absolue l'idée de la sensibilité des tendons ; car on ne peut nier que dans des conditions spéciales, par suite de modifications apportées à leur structure, les tendons puissent devenir sensibles, comme cela a lieu chez les rhumatisants (1).

Mais, encore une fois, pour le cas qui nous occupe, ce phénomène n'a pas été généralement observé.

Inflammation. — Boyer niait qu'un tendon fût suscep-

(1) V. Robin. Cours de la Faculté de 1876, p. 67.

tible de s'enflammer. Malgré l'autorité de ce chirurgien, l'opinion contraire est généralement adoptée.

Disons toutefois que les tendons offrent une très-grande résistance à l'inflammation soit à cause de leur constitution spéciale, soit à cause de leur faible vascularité. Cependant ils contiennent entre leurs faisceaux fibreux des cloisons de tissu lamineux, qui peut servir de terrain au travail phlegmasique, et les vaisseaux, quoique peu nombieux, n'en prennent pas moins part au développement du processus inflammatoire. D'ailleurs, puisqu'un tendon est capable de bourgeonner, puisqu'il fait lui-même une partie des frais de sa régénération cicatricielle, pourquoi serait-il impossible qu'il s'enflammât ?

Il faut reconnaître toutefois que l'inflammation du tendon est un phénomène obscur, sans grand retentissement sur les organes voisins.

La résolution, en pareil cas, est la règle. La suppuration est exceptionnelle, à supposer qu'elle se produise jamais.

Acher, qui a étudié d'une manière toute spéciale cette question de la suppuration tendineuse, déclare qu'il n'a jamais pu l'observer, soit sur l'homme, soit dans ses expériences sur les animaux.

D'autres auteurs, au contraire, admettent comme fréquente cette suppuration.

La seconde terminaison possible, en cas d'inflammation, et surtout d'inflammation considérable, c'est la mortification de la corde tendineuse.

Les cloisons interfasciculaires qui sont le siége du travail phlegmasique, finissent, si celui-ci augmente, par dissocier les faisceaux fibreux ; le tendon se nécrose, son tissu se sépare en lames. Ce phénomène a reçu le nom d'exfoliation.

Plusieurs causes peuvent entrer en jeu pour déterminer l'inflammation tendineuse : d'abord l'action du traumatisme et surtout la dénudation des tendons.

Acher (loc. cit.) insiste longuement sur cette dernière cause, et il montre qu'un tendon dénudé peut s'enflammer de deux façons différentes : 1° par le contact de l'air dont l'action hygrométrique entre en jeu, pour dessécher, raccornir les faisceaux fibreux et en amener l'escharification ; 2° par le contact irritant des bandages et appareils destinés à empêcher l'air d'arriver jusqu'à la plaie.

Examinant ensuite si la présence du pus entraîne fatalement la mortification des extrémités tendineuses, le même observateur répond par la négative.

Il cite à ce propos l'observation d'un malade chez lequel on avait sectionné un tendon en ouvrant un abcès. Les extrémités coupées baignèrent plusieurs jours dans le pus et ne présentèrent pourtant jamais de phénomènes de gangrène. C'est donc bien la dénudation qui amène l'exfoliation tendineuse; mais encore devons-nous ajouter qu'il existe des observations établissant qu'il n'en est pas toujours ainsi.

Nous trouvons, en effet, dans le travail, d'Acher un cas de dénudation tendineuse du jambier antérieur dans lequel le tendon, loin de s'exfolier, se couvrit rapidement de bourgeons charnus. Dans une autre observation, les tendons de la face dorsale de la main avaient été mis à nu par suite d'un phlegmon diffus.

La cicatrisation eut une marche très-régulière, mais, chez les deux malades, des adhérences très-étendues se formèrent entre les tendons et les téguments.

A ces exemples cités par Acher, on pourrait joindre tous les cas de ténorrhaphie, suivis de succès, malgré la réunion par seconde intention de la plaie extérieure.

Ces exceptions permettent seulement de tirer la conclusion suivante : c'est qu'il est impossible de prévoir si un tendon doit s'exfolier. Toutefois, si cet accident arrive, on peut, dans la plupart des cas, l'imputer à la dénudation de ce tendon.

2° *Accidents du côté des organes voisins.*

Ceci nous amène tout naturellement à parler des pansements. Nous avons déjà dit, dans une autre partie de ce travail, qu'on devait faire la réunion de la plaie extérieure pour éviter l'exfoliation.

Nous croyons devoir revenir sur cette question, et y apporter quelques développements, qui nous permettront de passer en revue les acidents consécutifs à la ténorrhaphie dans les organes du voisinage.

Tandis qu'en négligeant de suturer la plaie extérieure on s'expose à voir se développer l'accident le plus sérieux à savoir l'exfoliation ; en maintenant en contact les lèvres de la plaie, on favorisera l'éclosion des accidents les plus graves qui puissent envahir les organes ambiants, nous voulons parler du phlegmon circonscrit ou diffus, des fusées purulentes dans les gaînes tendineuses etc...

A la vérité, dans un grand nombre de cas, bien que la réunion des téguments par première intention ait eu lieu, on n'a pas eu à déplorer les complications indiquées plus haut. La cicatrisation a même eu généralement une marche régulière.

Il n'en est pas moins vrai que l'occlusion complète de la plaie extérieure par suture, inoffensive et même utile, en l'absence de tout phénomène inflammatoire, devient un danger sérieux dans le cas contraire. Ce n'est pas que la

suture tendineuse et la suture de la plaie extérieure doivent être considérées comme les causes de ces accidents
possibles ; car, nous l'avons dit plus haut, à propos des indications de la ténorrhaphie appliquée aux tendons fléchisseurs de la main, la suture tendineuse, loin de provoquer
aucun accident dans les gaînes, inflammation, fusées purulentes etc, empêche quelquefois, diminue toujours ces
accidents, surtout à cause de l'immobilisation des tissus
ambiants.

Et, à ce propos, rappelons l'observation du malade de
M. Mollière, chez lequel on vit se développer des fusées
purulentes dans la gaîne du seul tendon qui n'eût pas été
suturé ; tandis que rien d'insolite n'eut lieu dans les autres
gaînes suturées.

De même, la réunion immédiate extérieure s'oppose à
l'entrée de l'air, et transforme, autant que faire se peut, la
plaie à ciel ouvert en plaie sous-cutanée.

Mais si aucune de ces deux causes ne saurait amener
des accidents inflammatoires, il ne faut pas oublier, d'un
autre côté, qu'on a affaire à une plaie ayant intéressé plus
ou moins profondément les tissus, et que cette plaie se
trouve elle-même exposée à toutes les complications des
solutions de continuité en général.

C'est ainsi qu'une suppuration plus ou moins abondante
peut s'établir, que des phénomènes d'inflammation peuvent
se produire, qui amènent un gonflement plus ou moins
considérable des tissus. Si la solution de continuité est entièrement fermée, le pus ne s'écoulera pas, mais, trouvant
une voie ouverte dans les gaînes tendineuses, il y fusera
et donnera lieu parfois à des désordres d'une grande étendue.

De même, si les tissus qui s'enflamment sont bridés par
les téguments parfaitement clos, ils deviendront le siége

— 123 —

soit d'un phlegmon circonscrit soit d'un phlegmon diffus.

Pour enrayer la marche de pareils accidents, il suffit, dès leur première apparition, d'enlever les points de suture.

L'observation suivante due au docteur Mourgues montre combien vite on peut se rendre maître ainsi d'une phlegmasie des plus vives.

Obs. XX. (Mourgues) (1). — Section des tendons extenseurs des doigts indicateur et médius de la main gauche, au niveau des articulations métacarpo-phalangiennes. — Suture des tendons. — Plaie extérieure suturée. — Guérison.

Le 10 décembre 1856, un sabotier nommé Roussel, âgé de 30 ans, reçut sur le dos de la main gauche un coup de hache qui divisa les tendons des doigts extenseur, indicateur et médius, au niveau des articulations métacarpo-phalangiennes.

Les bouts inférieurs étaient au niveau de la plaie, mais les bouts supérieurs s'étaient rétractés dans les chairs à la hauteur de 2 à 3 centimètres. Une incision pratiquée jusqu'à la rencontre des bouts supérieurs permet de les saisir avec des pinces et de les traverser avec une aiguille armée d'un fil ciré. Cette aiguille traverse le bout supérieur correspondant, et l'on maintient les deux bouts rapprochés par un nœud complet. D'autres points de suture oblitèrent la plaie extérieure. La main est ensuite fixée sur une large palette, et la plaie recouverte par un linge fenestré.

Le 11, souffrances. Insomnie. Rougeur. Inflammation de la main.

Le 12, souffrances très-fortes, gonflement du poignet considérable, rougeur de plus en plus vive ; on enlève les points de suture de la peau pour arrêter l'inflammation ambiante qui ne fait qu'augmenter malgré les irrigations froides, les saignées au-dessus de la plaie, etc.

Les points de suture enlevés, l'inflammation diminue les jours suivants, et l'on supprime les réfrigérants.

Le 20, bon état de la plaie qui est exempte de rougeur et d'inflammation. On en rapproche les lèvres avec du sparadrap.

(1) Mourgues. Revue de thérapeutique du Midi. 1857, p. 103.

Le 24, la ligature tendineuse de l'index tombe, et le 26, celle du médius, puis les plaies extérieures ne tardent pas à se cicatriser.

Le 5 janvier 1857, cicatrisation complète des plaies dont le tissu cicatriciel, encore un peu rouge et gonflé, paraît néanmoins très-solide. La cicatrice tendineuse est également solide. La planchette est supprimée.

Le 22 janvier, les doigts malades ont recouvré la force et l'agilité. Succès complet. Le 26, le malade reprend ses travaux.

Si, au lieu de pratiquer tout d'abord la réunion immédiate de la plaie extérieure, M. Mourgues se fût contenté de recouvrir simplement le tendon, sans chercher à mettre en contact parfait les deux lèvres de la solution de continuité, il eût évité les premiers phénomènes inflammatoires qui se manifestèrent chez son malade.

Nous avons vu quel avantage on peut retirer de la réunion incomplète des téguments, telle que la pratique M. Daniel Mollière. Il est inutile d'y revenir.

Nous voulons, pour terminer, présenter quelques considérations sur les adhérences qui se produisent presque constamment entre le tendon suturé et la cicatrice cutanée.

Il est à peu près constant, quand on essaye de faire exécuter des mouvements au malade, de voir que la peau suit le tendon, qu'elle fait corps avec lui dans une certaine étendue. Aussi, quand les adhérences sont considérables, entraînent-elles une gêne notable dans les mouvements.

Il est très-difficile de déterminer sous quelle influence survient cette cicatrisation vicieuse.

Elle s'observe fréquemment et dans des conditions tellement opposées qu'il est impossible de conclure d'une manière précise. On a invoqué, et c'est évidemment l'explication qui paraît se rapprocher le plus de la vérité dans la presque totalité des cas, on a invoqué, disons-nous, la réunion par première intention de la plaie extérieuré, comme pouvant empêcher la formation des adhérences.

Acher, comme il a été dit plus haut, put obtenir ainsi chez son malade une indépendance absolue entre le tendon et la peau.

M. Notta (de Lisieux) a présenté à la Société de chirurgie, le 18 avril dernier, un travail où se trouvent consignées les deux observations suivantes, très-intéressantes au point de vue du procédé opératoire employé, de la marche de la cicatrisation et du résultat obtenu.

Obs. XXI. (Notta.) — Suture du tendon extenseur de l'indicateur gauche. — Guérison.

Maurice Rouzé, ouvrier de fabrique, le 17 juin 1875, à quatre heures du soir, était occupé à fermer un châssis ; le carreau de vitre se cassa, et, lui tombant sur le dos de la main gauche, lui fit une incision de 3 centimètres qui intéressa la peau et le tendon extenseur de l'index. Les lèvres de la plaie furent rapprochées avec du sparadrap.

Le 18 juin, à midi, il vint me voir, je remarquai qu'il pouvait fléchir l'index, mais qu'il ne pouvait pas le relever. Je désunis les lèvres de la plaie, et je constatai que le tendon de l'extenseur de l'index avait été complètement divisé. A l'aide d'une aiguille courbe je passe un fil d'argent dans les deux extrémités du tendon, et je les mets en contact. Le fil est tordu et coupé au ras de son point de torsion. Deux points de suture rapprochent les lèvres de la plaie cutanée, et la main appuyée sur une planchette, les doigts dans l'extension, est immobilisée par plusieurs tours de bande.

Le 19. — A mal dormi, a souffert dans la plaie. il n'y a pas de suppuration.

Le 20. — On retire les deux épingles. Il a moins souffert, les lèvres de la plaie paraissent réunies, compresses trempées dans de l'eau-de-vie camphrée.

Le 22. — Gonflement au niveau de la plaie, pas de fluctuation.

Le 23. — Va bien, le gonflement diminue.

Le 24. — Il sort d'entre les lèvres de la plaie quelques gouttes de liquide séreux, transparent, citrin.

Le 26. — La cicatrisation de la plaie est complète, le fil métallique n'a pas été éliminé ; les jours suivants, le membre est toujours
maintenu dans l'immobilité.

Le 24 juillet. — On supprime l'appareil.

Le 31. — Les mouvements de l'index sont libres, le tendon extenseur est bien réuni, on le voit se tendre sous la peau dans les mouvements d'extension. Il n'y a aucune adhérence de la peau au tendon
et la cicatrice glisse sur lui. Dans l'extension, les diverses phalanges
s'étendent complètement l'une sur l'autre, de sorte que l'index est
parfaitement rectiligne ; mais, lorsque tous les doigts de la main sont
dans l'extension complète, l'index reste sur un plan inférieur aux
autres, de telle sorte que la face dorsale de la dernière phalange est
au niveau du plan passant par la face palmaire de la phalange corres-
pondante au médius.

31 janvier 1877. — J'ai revu aujourd'hui cet homme. L'extension
de l'index blessé est aussi complète que celle du côté opposé, il n'y
a aucune différence.

Obs. XXII. (Notta.) — Suture des tendons extenseurs du médius et de
l'annulaire de la main droite. — Guérison.

Mademoiselle B..., âgée de 19 ans, demeurant à Lisieux, était
occupée, le 5 juillet 1872, à laver des carafes ; une d'elles vint à se
casser et un fragment de verre très-tranchant lui fit une plaie oblique
de 3 centimètres à l'union du tiers supérieur avec les deux tiers
inférieurs de la face dorsale de la main droite. Cette plaie intéressait
toute l'épaisseur de la peau, et, à sa partie moyenne seulement, elle
était plus profonde et comprenait les tendons extenseurs de l'annulaire et du médius, qui furent complètement divisés.

Appelé quelques instants après l'accident, je constatai l'existence
de la lésion que je viens d'indiquer. Les doigts annulaire et médius
étaient dans la flexion et le mouvement d'extension était absolument
impossible.

A cause de l'étroitesse de la plaie profonde, j'eus assez de peine à
retrouver les deux bouts des tendons qui étaient rétractés, et je fus
obligé de faire un petit débridement dans le sens de la direction des
tendons, et perpendiculairement à la plaie cutanée, sans toutefois
intéresser la peau. Je réunis les deux bouts des tendons avec un fil

d'argent qui fut tordu et coupé au ras du point de torsion. Je pus m'assurer immédiatement que les mouvements d'extension étaient possibles. Cela fait, je réunis la plaie cutanée avec le plus grand soin à l'aide de deux points de suture entortillée, et la main et le bras furent placés sur une planchette, immobilisés à l'aide d'une bande et la main dans une extension complète. Sur la face dorsale de la main qui était à nu, on appliqua en permanence des compresses trempées dans de l'eau fortement alcoolisée. Au bout de trois jours, les épingles furent retirées, la plaie cutanée était réunie par première intention. La main et le bras furent maintenus néanmoins immobiles dans le même appareil pendant six semaines. Ce fut alors seulement que je permis à la malade de commencer à se servir de ses doigts.

Aujourd'hui, 25 juin 1875, il ne reste aucune trace de cet accident, qu'une ligne oblique cicatricielle de trois centimètres, mobile, sans aucune adhérence de la peau aux parties profondes. Les doigts de cette main sont aussi souples que ceux de l'autre main, l'extension des doigts se fait aussi complètement. Quant aux fils métalliques, ils sont restés dans la plaie et n'ont jamais donné lieu à aucune suppuration.

Ainsi, conclut M. Notta, dans ces deux observations, il y a eu suture métallique, réunion par première intention de la plaie cutanée, absence complète d'adhérences de la cicatrice cutanée avec le tendon qui a recouvré toutes ses fonctions, à tel point qu'il n'existe, au point de vue des mouvements, aucune différence entre les doigts similaires des deux mains.

A côté de ces faits, M. Notta rapporte deux autres observations qui montrent le même résultat obtenu malgré la non réunion et la suppuration de la plaie cutanée. Voici ces deux faits dont l'importance est considérable :

Obs. XXIII (Notta). — Section des tendons extenseurs du petit doigt et de l'annulaire. — Suppuration. — Guérison.

Halbout, âgé de 42 ans, entre à l'hôpital de Lisieux le 20 novembre 1873.

Cet homme, en travaillant dans une scierie, a eu la main gauche atteinte par une scie circulaire et nous constatons la blessure suivante : à partir du bord cubital de la main, existe une plaie contuse perpendiculaire à ce bord et s'étendant transversalement sur le dos de la main jusqu'au niveau du tendon extenseur du médius. Cette plaie, située à 1 centimètre au-dessus de l'articulation métacarpophalangienne du petit doigt, comprend au niveau du bord cubital toute l'épaisseur des parties molles. La tête du cinquième métacarpien a été intéressée et l'articulation métacarpo-phalangienne ouverte. Le quatrième métacarpien est intact ainsi que son articulation métacarpo-phalangienne, mais les tendons extenseurs de l'annulaire et du petit doigt sont divisés complètement et ces deux doigts restent fléchis dans la paume de la main. Les extrémités des tendons déchiquetées sont réunies chacune avec un fil d'argent, la partie externe de la plaie est réunie par deux points de suture. Pansement à l'alcool. La main est placée dans l'extension sur une palette et immobilisée avec une bande.

Les jours suivants, la plaie suppure ; un abcès se forme le long du cinquième métacarpien et est ouvert, néanmoins les fils métalliques ne tombent pas, et le 13 décembre, le malade quitte l'hôpital pour achever de se guérir chez lui, où ses affaires l'appellent. La partie externe de la plaie n'a pas tardé à se guérir, mais la partie interne a suppuré longtemps, deux petits fragments de la tête du cinquième métacarpien ont été éliminés. Enfin au bout de 5 mois la plaie s'est cicatrisée. Aujourd'hui, 15 juillet 1875, c'est-à-dire plus de 18 mois après l'accident, le blessé est dans l'état suivant :

A la partie interne de l'articulation métacarpo-phalangienne du petit doigt, existe une cicatrice fortement déprimée et adhérente qui se continue avec une cicatrice linéaire, transversale, située sur la face dorsale de la main qui se termine au niveau du tendon extenseur du médius. Cette cicatrice n'est pas adhérente aux tendons, que l'on sent glisser au-dessous d'elle. L'articulation métacarpo-phalangienne du petit doigt est ankylosée et immobile, mais les deuxième et troisième phalanges du petit doigt sont mobiles et le mouvement d'extension de ces phalanges se fait facilement. Dans ce mouvement, on sent le tendon extenseur se détendre sous la peau. Les mouvements de l'annulaire sont normaux et l'extension se fait complètement.

Obs. XXIV. (Notta). — Suture du tendon de l'index droit. — Suppuration. —
Guérison.

Le 5 août 1874, un garçon épicier, âgé de 19 ans, en rangeant des
marchandises, perd l'équilibre, et sa main droite passe à travers un
carreau de vitre. Un éclat de verre lui coupe obliquement la peau de
la face dorsale de la main droite, suivant une ligne transversale située
à vingt-cinq millimètres au-dessus des articulations métacarpo-phalangiennes de l'index et du médius. La plaie a cinq centimètres de
longueur, le tendon extenseur de l'index est complètement divisé et
ce doigt reste fléchi sans pouvoir être étendu. Le tendon du médius
est divisé à moitié seulement. La plaie est taillée en biseau. Je pratique avec un fil d'argent la suture des deux bouts du tendon de
l'index. Le fil est tordu et coupé au ras de son point de torsion. Deux
points de suture entortillée rapprochent les lèvres de la plaie cutanée,
sur laquelle on applique un linge troué et un tampon de charpie d'eau
alcoolisée. Le bras et la main dans l'extension sont immobilisés sur
une planchette, à l'aide d'un bandage roulé.

Au bout de deux jours, la plaie est en pleine suppuration, pansement à l'alcool, l'immobilité est rigoureusement maintenue. Le fil
d'argent ne s'est pas détaché pendant les pansements que j'ai faits
moi-même tous les jours jusqu'à ce que la cicatrisation fût complète,
c'est-à-dire jusqu'à la fin d'août.

Le 12 septembre, on enlève l'appareil et on permet au malade de se
servir de sa main, les mouvements de l'index sont rétablis.

26 juin 1875. — Les mouvements de l'index sont aussi complets
que ceux de l'autre main. A la face dorsale de la main, existe une
large cicatrice irrégulière de cinq centimètres de long et de cinq
milimètres de large, non adhérente aux tissus sous-jacents, ni au
tendon extenseur.

Ainsi que le fait remarquer M. Notta, ces faits sont d'autant plus intéressants que les circonstances où il a opéré
étaient plus défavorables : état des extrémités cruentées du
tendon, suppuration de la plaie cutanée ; malgre ces conditions fâcheuses, aucune adhérence ne se produisit. Il fallait,
donc songer à donner de ce fait une autre interprétation,

puisqu'il était reconnu qu'on pouvait parfaitement éviter les adhérences même en négligeant la réunion de la plaie.

M. Notta alors rappelle qu'il a pu réussir soit en ne comprenant que le tendon lui-même dans l'anse métallique, soit en maintenant l'immobilité aussi longtemps que possible.

Mais, combien existe-t-il d'observations, où ces deux conditions se sont trouvées réalisées sans donner des résultats aussi heureux ?

En somme, il est très-difficile de déterminer dans quelles conditions il faut se placer pour éviter les adhérences de la cicatrice cutanée avec le tendon. Les observations de ténorrhaphie qui ont été publiées, sont presque toutes muettes sur cette question. Il n'est donc pas possible d'en tirer une conclusion quelconque au point de vue spécial que nous discutons en ce moment.

D'ailleurs, la suture ne doit pas être considérée comme la seule cause capable d'amener des adhérences. La pathologie des tendons contient de nombreux faits d'adhérences contractées par des cordons tendineux intacts, sous l'influence du simple contact de ces organes avec des tissus enflammés. Legouest, dans sa chirurgie d'Armée, insiste longuement sur ce fait, et conclut ainsi : « Il n'est pas nécessaire que les tendons soient le siége d'une solution de continuité, pour que de semblables résultats se produisent ; il suffit de leur présence au milieu de tissus enflammés chroniquement ou suppurant pendant longtemps, pour altérer leur texture, les rendre adhérents, les englober dans une espèce de gangue feutrée avec laquelle ils semblent faire corps, et déterminer des rétractions, des déviations ou des difformités incurables (page 877).

Ainsi deux agents peuvent entrer en jeu pour produire des adhérences entre la peau et les tendons ; c'est d'abord l'inflammation ambiante qui peut agir indépendamm en de toute autre cause, et en second lieu la division de ces tendons rapprochés ou non par la suture. Il est impossible de dire pour le moment laquelle de ces deux causes est la plus fréquente.

Quoi qu'il en soit, si l'inflammation suffit dans certains cas pour faire naître des adhérences entre un tissu quelconque et un tendon parfaitement sain ; à plus forte raison devra-t-elle faire adhérer les tendons sectionnés présentant eux-mêmes un certain degré de phlegmasie.

Il ne faut donc pas être trop exclusif et mettre toujours sur le compte de la suture un accident qui peut se produire dans bien d'autres circonstances.

Enfin, les adversaires les plus déclarés de la ténorrhaphie devront reconnaître, en face des observations de M. Notta, qu'il se présente des cas où la cicatrisation d'un tendon suturé s'accomplit régulièrement, et sans adhérences.

Le Mémoire de M. Notta contient, indépendamment de ses quatre observations, la relation d'une expérience faite sur une chienne. Dans ce fait encore, il y eut réunion parfaite des bouts tendineux divisés, sans qu'il fût survenu aucune adhérence.

EXPÉRIENCE. — Le 4 janvier 1876, sur une chienne de taille moyenne je mis à nu, par une incision longitudinale, le double tendon qui répond au tendon d'Achille chez l'homme (le perforé et le perforant). Après l'avoir divisé transversalement avec un bistouri, je réunis les deux extrémités à l'aide d'un fil métallique dont les deux chefs furent coupés au ras de leur point de torsion ; puis les lèvres de la plaie cutanée furent rapprochées exactement avec des sutures métalliques. La chienne fut ensuite portée dans sa loge et mise à la chaîne.

Les lèvres de la plaie se réunirent sans suppurer, et, pendant près de six semaines, l'animal ne s'appuya pas sur sa patte pour marcher.

Au commencement de mars, la chienne marche parfaitement, et on ne remarque dans la marche et dans les sauts qu'elle fait aucune différence entre le membre opéré et celui qui ne l'a pas été. La peau n'est pas adhérente, elle glisse facilement sur le tendon, qui est un peu plus volumineux au niveau de la suture.

Le 6 mars, l'animal est sacrifié.

Dissection. — Le tendon n'est pas adhérent à la peau qui glisse sur lui comme à l'état normal et en est séparée par du tissu cellulaire lamelleux.

Le tendon présente un aspect fusiforme et le maximum de son renflement, qui est environ la moitié en plus de son volume normal, correspond au point où la suture a été appliquée. Pressé entre les doigts, il paraît homogène, rond, on ne sent aucune suture métallique. Incisé dans toute sa longueur, on trouve la suture métallique perdue comme au milieu d'une gangue tendineuse qui se confond avec le tissu même du tendon. (1)

A la vérité, cette expérience n'est pas aussi concluante que si elle eût été faite sur un animal autre que le chien. M. Terrier, dans la discussion engagée à la Société de Chirurgie, à la suite de la lecture du travail de M. Notta, insista sur ce point, en faisant remarquer que le cheval présente plus de ressemblance avec l'homme, pour la facilité avec laquelle il suppure. Mais il faut bien avouer que sur quelque animal qu'on fasse des expériences, on ne se place jamais dans des conditions analogues à celles où l'on se trouve en opérant sur l'homme. Si M. Notta eût essayé la ténorrhaphie sur le cheval, il se serait trouvé exposé à une des grandes difficultés de la chirurgie vétérinaire, nous voulons parler de l'impossibilité d'immobiliser les membres opérés. C'est précisément la principale raison

(1) Les quatre observations et l'expérience relatées ci-dessus sont insérées dans es Bulletins et Mémoires de la Société de chirurgie de Paris (t. III, 1877, 5 mai, éan ce du 18 avril 1877).

·pour laquelle la suture des tendons n'est pas entrée dans la pratique vétérinaire.

Il est une dernière considération à présenter, et elle a trait au manuel opératoire employé par M. Notta.

Cet habile chirurgien regarde l'enkystement des points de suture comme un des meilleurs moyens d'empêcher les adhérences de se produire. Il est incontestable que si l'enkystement des fils à suture était toujours possible et parfaitement toléré par le malade, ce serait une excellente méthode à adopter. Nous avons vu déjà qu'il n'en est pas constamment ainsi. Et d'ailleurs, il n'est guère probable que le fil qui sort par la plaie extérieure soit une cause suffisante pour produire la moindre adhérence.

Toujours très-facilement toléré, l'inflammation qu'il peut provoquer par sa présence est bien légère et passe inaperçue à côté de la phlegmasie des tissus ambiants.

Il n'est donc aucun avantage qui puisse compenser les inconvénients de l'enkystement des points de suture.

En résumé, il reste démontré, par tout ce qui précède, que les adhérences se produisent fréquemment, mais non pas toujours : que pour les éviter, il faut employer un procédé opératoire, un mode de pansement capable d'empêcher ou au moins de diminuer autant que possible les accidents inflammatoires.

A cet effet, la pratique la plus sage est de suturer les tendons avec un fil métallique dont un des chefs sort par un des angles de la plaie extérieure ; de ne pas rapprocher par un contact immédiat les deux lèvres de la solution de continuité des téguments.

En agissant ainsi, M. D. Mollière n'a vu se produire chez ses malades (Obs. 9, 4) que des adhérences très-peu étendues parfaitement circonscrites, ombiliquées.

Ainsi réduites, les adhérences n'apportent aucune gêne

dans les mouvements, même chez les hommes qui se li-vrent à des travaux manuels pénibles. (Observ. IV). Il est donc permis d'espérer que le procédé qui peut limiter ainsi l'étendue des adhérences, les empêchera complètement dans un assez grand nombre de cas, où l'on se trouvera dans de bonnes conditions pour la parfaite exécution du manuel opératoire.

On pourra d'ailleurs, suivant les cas, détruire les adhé-rences au moyen de sections sous-cutanées.

CONCLUSIONS.

De tout ce qui précède, nous pouvons tirer les conclusions suivantes :

I. — Les tendons sont susceptibles de se réunir par première intention (ainsi qu'il est démontré implicitement dans tout le cours de cette monographie).—La suture, aidée de la position et des bandages, est le meilleur moyen qu'on possède pour arriver à ce résultat.

II. — La ténorrhaphie est indiquée dans les cas de section ou de rupture complète d'un tendon, surtout si le bout supérieur est rétracté fortement.

III. — L'ancienneté de la lésion, ou une inflammation modérée au niveau de la plaie, dans les cas de division récente, ne doivent pas être regardées comme des contre-indications.

IV. — Il n'y a pas à s'occuper beaucoup de l'état des surfaces de section. Dans le cas où celles-ci auraient subi un commencement d'exfoliation, ou seraient trop fortement contuses, il faudrait les réséquer, mais dans la plus petite étendue possible, pour ne pas amener un raccourcissement trop grand du tendon.

Si l'on avait affaire à un raccourcissement trop considérable, il faudrait recourir, suivant les cas, soit au procédé de M. B. Anger (suture à distance,) — soit à la suture par anastomose; — soit au procédé de M. D. Mollière (vaginoplastie tendineuse).

V. — La ténorrhaphie se pratique aussi bien sur les tendons environnés d'une synoviale que sur ceux qui en sont complètement privés.

VI. — Le chirurgien devra ramener en contact l'un avec l'autre, les deux bouts tendineux, soit par des débridements modérés, soit par des tractions à l'aide de pinces ordinaires allongées, soit par la compression du muscle auquel appartient le tendon rétracté, soit par des pressions exercées de haut en bas sur le muscle avec la paume de la main (M. Le Fort), soit par l'éthérisation.

VII. — Après avoir pratiqné l'ischémie, selon la méthode d'Esmark, modifiée par M. D. Mollière, on réunira les deux extrémités cruentées du tendon au moyen d'un fil métallique d'argent, dont on coupera ensuite un des chefs à ras, pour laisser pendre l'autre en dehors de la plaie extérieure.

Suturer la solution de continuité des téguments, en ayant soin de n'en pas mettre les deux lèvres dans un contact immédiat. Empêcher leur écartement, plutôt que tenter leur réunion parfaite. Employer le bandage ouato-silicaté.

VIII. — Dans les cas de section ancienne, faire une incision à la peau pour aller à la recherche des extrémités tendineuses, les dégager de toute adhérence et continuer l'opération, comme dans un cas de section récente.

Suivant les circonstances, on pourra profiter, comme Chassaignac, d'une adhérence d'un des bouts avec la cicatrice cutanée, et employer cette cicatrice pour rétablir la continuité du tendon.

IX. — Le mode de cicatrisation des tendons doit s'expliquer suivant la théorie de M. le professeur Ch. Robin.

X. — Les tendons offrent une plus grande résistance que les autres tissus, à l'influence des maladies générales. Si, dans le courant d'une affection aiguë, d'une fièvre éruptive, le processus de réparation du tendon s'arrêtait, la suture n'en serait pas moins utile pour maintenir les extrémités en contact. Les phénomènes de cicatrisation reprendront leur marche normale aussitôt que l'affection qui les aura interrompus, arrivera à son déclin.

XI. — Les fils à suture ne sauraient produire par eux-mêmes des symptômes inflammatoires appréciables. Les phénomènes de phlegmasie interne qui s'observent dans certains cas, ne dépendent pas de l'application des points de suture. On pourra les diminuer, voire même les enrayer complètement, en ne suturant pas d'une manière complète les lèvres de la plaie extérieure.

XII. — L'exfoliation d'un tendon suturé est un accident à redouter, si on laisse ce tendon à nu.

Les adhérences avec la cicatrice cutanée se produisent presque constamment, mais non toujours. D'ailleurs, très-circonscrites et comme ombiliquées, elles gênent extrème-ment peu les mouvements et sont facilement supportées (1).

(1) Nous avons négligé de parler, dans le cours de cette monographie, d'un procédé qu'on trouve décrit dans Nuck, et qui nous paraissait trop peu important pour que nous nous en occupions d'une manière spéciale. Il y a quelques jours à peine, M. Le Dentu, professeur agrégé de la Faculté de médecine et chirurgien de l'hôpital Saint-Antoine, vient de le mettre en pratique sans aucun résultat. Ce procédé consiste à traverser avec un fil d'argent une partie seulement de l'épaisseur du tendon. On fait pénétrer l'aiguille sur un des bouts tendineux de dehors en dedans, en la faisant sortir par le centre de la surface de section, et, sur l'autre bout, on l'introduit par le centre de la surface de section, et on la retire par la face antérieure du tendon. On n'a plus ensuite qu'à arrêter l'anse du fil, en réunissant ses deux clefs par quelques tours de torsion. Chez l'opéré de M. Le Dentu, les portions tendineuses, comprises dans l'anse du fil, se sont coupées. Il est vrai qu'il s'agissait d'un tendon de petit volume. Pour le tendon d'Achille, cette méthode serait-elle acceptable ? Cela est fort douteux.

M. Le Dentu a essayé encore, il y a peu de jours, de suturer des tendons, après avoir taillé leurs surfaces de section en biseau. Là encore, le fil a coupé les portions tendineuses comprises dans son axe. Ces deux méthodes doivent donc être rejetées et ne sauraient, en aucune façon, remplacer le procédé qui est généralement employé, et qui est, comme nous l'avons décrit, d'un usage si sûr et si facile.

Nous avons cru devoir ajouter ces quelques mots, afin d'être aussi complet que possible. Nous remercions M. Le Dentu d'avoir bien voulu nous communiquer le résultat des deux tentatives de ténorrhaphie dont nous venons de parler.

INDEX BIBLIOGRAPHIQUE.

Acher. — Recherches sur les moyens propres à procurer la réunion des tendons après leur section. Thèse de Paris, 1834, n° 112.

Adam (W.). — On the reparative process in human tendon after division (Londres, 1860).

Ammon. — De physiologia tenotomiœ experimentis illustrat. chirurg. Dresde, 1839.

Anger (Benjamin). — Gazette des hôpitaux, 1875, p. 148.

Avicenne. — Opera omnia. Venitiis, 1481.

Barbaste. — De la suture des tendons (Ténorrhaphie). Thèse de Paris. 1873.

Barbette. — Pratique de la chirurgie enrichie, et augmentée de plusieurs remarques, histoires, guérisons et explications p. J. Manget. Genève, 1674.

— Autre édition. Opera omnia medic. et chirurg. notis et observ. etc. Genève, 1688, p. 233.

Bauhin. — Liv. I, Theatrum anatomicum, c. 7.

Bérard. — Dictionnaire en 30 vol. 1844, t. XXIX, p. 381.

Berchon. — Gazette des hôpitaux, 1865, p. 546.

Bertherand. — Encyclographie médicale, 1845, p. 202.

Billroth. — Pathologie chirurgicale générale. Trad. Paris, 1868.

Bizzozero. — Gazette hebdomadaire. 1868, p. 462.

Blandin. — Article : suture, in Dictionnaire de médecine et chirurg. pratiques.

Bodier. — De la suture des tendons. Thèse de Paris, 1865.

Bœckel. — Gazette médicale. 1868, p. 410.

Bœvaert. Observ. med. chirurg. n° 24. Hafniœ, 1665.

Boileau. — Gazette médicale. 1839, p. 407.

BOLL. — Untersuchungen über den Bau und die Entwicklung der Gewebe. in Archiv f. mikr. Anatom. Bd. VII, 1871, p. 276.

BONER. — Die regeneration der sehnen (Virchow's Archiv. für path. 1854).

BORDENAVE. — Remarques sur l'insensibilité de quelques parties, 1757, in-12.

B⟨ ⟩IER. — Bulletins de l'Académie de médecine de Paris, 1867, n° 31, p. 1095.

— Bulletins de l'Acad. de méd., 1837, t. II, p. 703.

— Archives de médecine, 1855.

BOYER. — Traité des maladies chirurgicales. 5e édition, p. Ph. Boyer, 1844, t. II.

BROCA. — *In* thèse de Barbaste.

BROCHIN. — Gazette des hôpitaux civils et milit. 1867, n° 121.

BRODHURST. — Proceedings of the Royal society. Londres. 1860.

BROWN. — Compleat description of wounds both in general and particul. Londres, 1678.

CHALMET. — Enchiridion chirurgic. Paris, 1564, l. II, ch. II, p. 104.

CHASSAIGNAC. — Bulletins de la Société de chirurgie (séance du 12 avril 1854).

— Revue de thérapeutique du midi, t. II, p. 291 (1857).

CHIRAC (Pierre). — Observat. de chirurgie sur la nature et le traitement des plaies, et sur la suppuration des parties molles, par Fizes. Paris, 1742, in-12, p. 123.

Compendium de chirurgie. — 1851, t. II, p. 209. (Bérard, Denonvilliers, Gosselin.)

COWPER (Guillaume). — Sur la blessure du tendon d'Achille, dont les bouts furent réunis par la suture, année 1699. n° 252, *in* Transactions philosophiques.

— *In* Lowthorp's compendio, t. III. p. 208.

CROCE (Andréas della). — Cirurgia universale e perfetta, 1583, Venise. liv. II, tr. 3, p. 64.

DELAISSE. — Recueil d'observ. de chirurg. Paris, 1753, in-12, obs. 32.

DELAURIÈRE. — Thèse, an X.

DELPECH. — Clinique chirurg. de Montpellier, 1823.

DELORE (X). — Bulletin général de thérapeutique médicale et chirurgicale t. 75, p. 228.

DEMARQUAY. — De la régénération des organes et des tissus (Paris, 1874), p. 198.

DÉMEAUX. — Comptes-rendus de l'Académie des sciences, 1862.

DESAULT. — Œuvres de chirurgie publiées par Bichat, t. I, 3e édit. p. 322.

DIFFENBACH. — Uber Durchsneidung der Sehnen und Muskeln. Berlin, 1835.

DIONIS. — Cours d'opérations de chirurgie, 1736, Paris, p. 598.

DUBREUIL. — Bull. de la Société de chirurgie, séance du 27 mars 1867.

DUCHESNE (de Boulogne). — De l'électrisation localisée, 3e édition. Paris, 1872.

DULAURENS. — Opera omnia anatomica et medic. Francf. 1627.

DUPLAY (Simon). — Bulletins de la Société de chirurgie, séance du 29 novembre 1876.

DUTERTRE. — Médecine opératoire, 1816.

DUVAL (Vincent). — Traité pratique du pied-bot. Paris, 1835.

ERCOLANI. — Sulla struttura intima del tessuto tendinoso. Memorie dell' Academia delle science dell'Instituto di Bologna, série III, t. V, avril 1876.

ETTMULLER. — Nouvelle chirurgie médicale et raisonnée, 1703, p. 231.

FANO. — Gazette des hôpitaux, 1867.

— Traité élémentaire de chirurgie. Paris, 1869-1870, t. I, p. 229.

FERRARIUS (G.). — Observ. chirurg., liv. I, ch. XVII, p. 32. Francfort, 1625.

FOLLIN et DUPLAY. — Traité de pathologie externe. Paris, 1865-67, t. II, p. 185.

FONTANA (in Haller). — Expériences sur les parties irritables et sensibles. (Mémoires 1877).

FORESTUS. — Observationum et curationum méd. et chirurg. t. IV, p. 204. Rothomagi, 1653.

FORT. — Union médicale, 1867, 3e série, p. 270.

GARENGEOT. — Traité des opérations de chirurgie. Paris, 1720, t. II, ch. XLIII, p. 220 et seq., et ch. XLIV.

GAUTIER (Hugues). — Eléments de chirurgie pratique faisant partie des œuvres de Ferrein, rédigés et mis en ordre sur les propres manuscrits de l'auteur. Paris, 1771, t. I, p. 239.

GÆLICKE. — Dissertatio de tendinum adfectibus. Francfort-sur-l'Oder, 1734, in-4°.

GOOCH. — Practical treatrise on wounds and other chirurg. subjects, t. I, p. 386. Norwich, 1767.

— Cases and pratical remarks in surgery, vol. II, p. 435.

GRUESHAGEN. — Notiz über die Ranvier'schen Sehnenkörper in Arch. f. mik. Anat. 1er fasc., 1873, p. 282.

GUÉRIN (J.). — Du caractère physiologique de la cicatrisation des plaies soustraites au contact de l'air; in Bulletins de l'Académie de médecine, 1865-66, p. 770.

GUILLEMEAU (Jacques). — Œuvres complètes de chirurgie. Paris, 1598.

'IUSTŒCHER. — De regeneratione tendinum post tenotomiam. Berolini, 1851.

GUTERBOCK. — Sur le processus de la guérison par première intention des plaies. In Arch. für path. anat. und physiol. 41, I. III.

— Zur Lehre von den Bindegeweber Köperchen in deu Sehnen, in Centralblatt, 1869, no 3.

GUY DE CHAULIAC. — Chirurgie, 1663, et annotations p. Laurent Joubert. — Autre édition : Remarques sur la chirurgie de Guidon, par Jean Falcon. Lyon, 1649, p. 810.

HALLER. — Disputationes chirurgicæ, t. IV, p. 295.

HEISTER. — Institutions de chirurgie, t. IV. Avignon, 1770.

HERBERT-MAYOT. — Outlines of human physiology. London, 1827.

HUNTER. — Œuvres complètes, t. I, p. 420. Trad. Richelot. Paris, 1864.

JAMAIN. — Manuel de pathologie et de clinique chirurg. Paris, 1867, t.I, p. 257,

JOBERT (de Lamballe). — De la réunion en chirurgie. Paris, 1844, p, 112 et seq.

KISNER. — De Læsione tendinum. Dissertatio inauguralis. Lugdun Batarorum. 1698.

KŒLLIKER. — Eléments d'histologie humaine. Trad. Paris 1868.

LANFRANCHII. — Chirurgia magna et parva. Milan, 1499.

LANZWEERDE. — Append. ad armament. Scultet. Amsterdam, 1741, p. 491.

LAUGIER. — Dictionnaire en 30 vol. Article *cicatrice*.

LECONTE et DEMARQUAY. — Réparation des tendons dans les ténotomies sous cutanées, sous l'influence de l'air. *In* Archives génér. de méd. 1862, vol. II, p. 633.

LE FORT. — Gazette hebdomadaire, 1866, p. 450.

LE GOFF et RAMONAT. — Recherches sur les éléments cellulaires qui entrent dans la composition des tendons. In journal de l'anatom. et de la physiol. de Ch. Robin, 1875, p. 23, 32.

LEGOUEST. — Traité de chirurgie d'armée. Paris, 1863, p. 875.

LOMBARD. — Clinique des plaies récentes où la suture est utile, et de celles où elle est abusive. Strasbourg et Paris, 1800.

MAGATUS (Cœsar). — De rara medicat. vulverum, Francfort, 1733, t. I, p. 97, 99 et 412. T. II. p. 12.

MALGAIGNE. — Traité d'anatomie chirurgicale, 1859, t. I, p. 152.
Id.   Leçons sur l'orthopédie, 1 vol. Paris, 1862.

MARCHETTIS. — Recueil d'observations rares de médecine et de chirurg. 1664. Traduct. Warmont. 1858.

MAUQUEST DE LA MOTTE. — Traité complet de chirurgie, annoté par Sabatier. 1771, t. II, p. 163,

MEEKREN (Job à). — Observat. medic. chirurg. Amsterdam, 1682 (observ. 62, p. 309).

MISSA. — Gazette salutaire, 1770, n° 21.

MOINICHEN. — Observations méd. chirurg.. n° 24. Hafniæ, 1665, in-8°.

MONDIÈRE. — Archives générales de médecine, t. XIV, p. 55, 2e série; quelques faits de médecine pratique des plaies et de la suture des tendons.

MONTEGGIA. — Instituzioni chirurgiche di Monteggia, 2e édit. Milan, 1814, vol. III, p. 146.

MOSHRESKEIM. — Beobachtungen vershiedener chirurgischer Vorfælie. Wien. 1780.

MOURGUE. — Revue de thérapeutique du Midi. 1857, p. 103.

MOURLON. — Recueil de mémoires de médecine et de chirurgie militaires. 1874.

MURRAY. — Comm. de redintegratione partium nexu suo selectarum vel amissarum. Gottingue, 1787.

NANNONI (L.) — Traitato di chirurgia teorico practica con un corso completo di ostetricia. Florence, 1787. in-8°, 6 vol.

NÉLATON. — Eléments de pathologie chirurgicale, 1844, t. I, p. 578.

NOTTA (de Lisieux). — Bulletins et mém. de la Société de chirurg., t. III. 1877, p. 271.

NUCK. — Operationes et expérimenta chirurg. Leyde, 1692, p. 156.

PAGET. — Lecture ou surgical pathology. third édit. Philadelphie, 1871 p. 197.

PARÉ (Ambroise). — Œuvres complètes, édit. Malgaigne. 1841, t. III, p. 42.

PÉTER. — Comptes-rendus de la Société de médecine de Paris, séance du 24 mai 1873. — Gazette des hôpit. 1874, p. 29.

PETIT (J.-L.) — Traité des maladies des os.

PETIT (M.-Antoine). — Médecine du cœur. Lyon, 1806, p. 320.

PIBRAC. — De l'abus des sutures. Mémoires de l'Académie royale de chirurgie, t. II, p. 346.

PICCOLHOMINI. — Anatomicæ prælectiones explicantes mirificam corporis humani formam, etc. Rome, 1586.

PIROGOFF. — Ueber die Durschsneidung der Achilleschne als operative orthopedische Heilmitel-Dorpat. 1840.

PLANQUE. — Chirurgie complète suivant les modernes. Paris, 1744.

PLATNER. — Institutiones chirurgiæ rationalis. Leipsick, 1758, p. 242.

POLAILLON. — In thèse de Barbaste 1873, et Gaz. des hôp., 1873, p. 973.

PURMAN. — Chirurgica curiosa. Francfort, 1699, in-4°, p. 540.

RANVIER. — Des éléments cellulaires des tendons, et du tissu cellulaire lâche. In Arch. de physiol, 1869, p. 474.

Id.   Traité technique d'histologies, p. 351.

Id.   Nouvelles recherches sur la structure et le développement des tendons. In Arch. de physiol., et travaux du laboratoire d'histologie du collége de France. 1874, p. 56, 65, 66.

RENAUT (J). — Transformation vésiculeuse des éléments cellulaires des tendons. In Arch. de physiol., 1872.

Id.   Application des propriétés électives de l'éosine soluble dans l'eau, à l'étude du tissu conjonctif. In Arch. de physiol., t. IV, 2ᵉ série, 1877, p. 234.

RINDFLEISCH. — Traité d'histologie pathol. Trad. par Gross. Paris, 1872.

ROBERT. — Journal des connaissances médico chirurg., 1839, p. 109.

ROBIN (Ch.). — Anatomie et physiologie cellulaires. 1873.

Id.   Traité des humeurs. Paris, 1867, p. 72.

Id.   Cours fait à l'école de médecine, 1875, p. 65.

Id.   Article *musculaire* dans le dictionnaire encyclopédique des sciences médicales., p. 610.

ROGER (de Parme). — Pratique. 1498, in-fol.-Bergame.

ROGNETTA. — Des lésions traumatiques des tendons et de leur traitement. In Arch. de médecine, 1831, 2ᵉ série, t. IV, p, 206.

ROLAND. — Libellus de Cyrurgià editus sive compilat. a Rolando. Venise. 1499.

ROUANET (Albert). — De la suture des tendons, thèse de Paris. 1875.

ROUX. — Gazette médicale. 1853, p. 701.

ROSER (W.). — Eléments de pathologie chirurgicale spéciale et de médecine opératoire. Traduct. par Culman et Sengel. Paris, 1870, p. 711.

SALICET (Guillaume de), — Cyrurgia de maistre G. de Salicet. Edit. de 1505, sans pagination. Traité II. Chap. 9.

SANSON. — Article *Plaie*, in Dictionnaire de médecine et de chirurg. pratique. Paris, 1835, t. XIII.

SAPPEY. — Anatom., descriptive, 2e édit., t. I, p. 375 et t. II, p. 35.

SÉDILLOT. — Gazette médicale. 1853, p. 700.

SÉDILLOT et LEGOUEST. — Traité de médecine opératoire, 4e édit. Paris, 1870, p. 604.

SÉVERINUS. — De efficaci chirurgia, 1682, liv, II, ch. 123.

SHARP. — A Treatrise of the operations of surgery. 1739, London, chap. II, p. 5.

SOLINGEN. — Manuale operation der chirurgie, etc. La Haye, 1685.

STROMEYER. — Physiologia tenotomiæ. Dresde, 1837.

SYME. — Report of surgical cases (Edimburgh med. and surg. Journal, octobre 1836).

Id.   Archives de médecine. 1837, t. I, p. 112.

THIERFELDER. — Dissert. hist. de regeneratione tendin. 1852.

THIN (G.). — A contribution to the anatomy of connective tissue nerve and muscle with spécial reference to their connexion with the lymphatic system. Proceedings of the Royal society. no 155, 1874.

TILLAUX. — Bullet. de la société de chirurgie. Séance du 20 janvier 1875.
     —   *In* thèse de Rouanet,

TITSINGH (Abraham). — Verdanken der Heilkunst. Amsterdam, 1738.

VALENTIN. — Journal des connaissances médico-chirurgicales. 1839, p, 107.

VANDER WIELL (Cornelius-Stalpart). — Observations rares de médecine d'anatomie et de chirurgie. Bibl. de Planque, 1789. Paris, t. II, p. 429.

VAUGUION (De la). — Traité complet des opérations de chirurgie. Paris, 1698, in-8o, no 35.

VÉLPEAU. — Bulletin de l'Académie de médecine. 1865-66.

Id.   Médecine opératoire, t. I, p. 512.

VERDCG. — Pathologie chirurgicale. 1693.

VESLINGIUS. — Observationes anatomicæ et posthumæ. Hafniæ, 1740, Epistola 15, p. 89. Autre édition. Observat. anat. et post. Hafniæ, 1664, in-8o, épist. 73, obs. 15, p. 90.

VIDAL (De Cassis). — Pathologie externe, 5 édit. Fano, 1861, t. II, p. 459.

Vigo (Jean de). — Practica in arte chirurgica copiosa continens novem libros. Romœ. 1514.

Autre édition. Trad. Lyon. Livre iij, fol. lrrrvij.

Virchow. — Pathologie cellulaire, 4e édition. Paris, 1874, p. 331.

Warren-Webster. — American médical Times, n° du 3 septembre 1864.

Wepfer. — Historia circutæ aquaticæ. Leyde, 1733.

Will (O.). — The lancet, 1873, t. I, p. 907; or sutures and traitement of inused wounds.

Wiseman (Richard). A treatrise on wounds. Londres, 1672, in-8°.

Id.   Several surgical treatrise. Londres, 1719, 2 vol. in-8°.

Wurtzius. — De curatione vulnerum, liv. IV, p. 123, ou la Chirurgie pratique, 1689. Paris, 2e partie, p. 174.

Voyez en outre le traité de pathologie de Jamain, revu par Terrier, avec la bibliographie qui y est annexée, touchant le traitement des sections et des ruptures tendineuses.

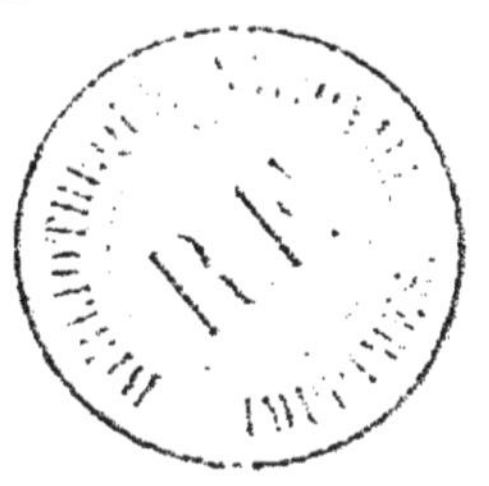

Paris. A. Parent, imprimeur de la Faculté de Médecine, rue M -le-Prince 31.